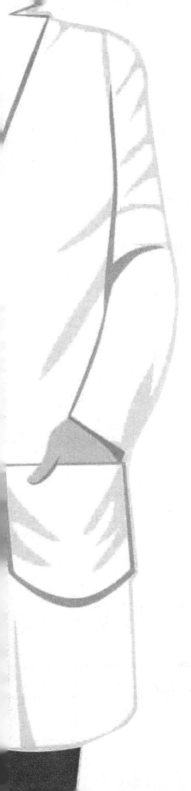

战胜
银屑病
不是梦

主 编／魏晓文

U0200755

全国百佳图书出版单位
中国中医药出版社
·北 京·

图书在版编目（CIP）数据

战胜银屑病不是梦/魏晓文主编. —北京：中国
中医药出版社，2022.5
ISBN 978-7-5132-7455-5

Ⅰ.①战…　Ⅱ.①魏…　Ⅲ.①银屑病-中西医结合
疗法　Ⅳ.①R758.630.5

中国版本图书馆 CIP 数据核字（2022）第 032665 号

中国中医药出版社出版

北京经济技术开发区科创十三街 31 号院二区 8 号楼
邮政编码　100176
传真　010-64405721
河北品睿印刷有限公司印刷
各地新华书店经销

开本 880×1230　1/32　印张 8.5　字数 171 千字
2022 年 5 月第 1 版　2022 年 5 月第 1 次印刷
书号　ISBN 978-7-5132-7455-5

定价　49.80 元
网址　www.cptcm.com

服 务 热 线　010-64405510
购 书 热 线　010-89535836
维 权 打 假　010-64405753

微信服务号　zgzyycbs
微商城网址　https://kdt.im/LIdUGr
官 方 微 博　http://e.weibo.com/cptcm
天猫旗舰店网址　https://zgzyycbs.tmall.com

编委会

杨　序

　　银屑病是国内外皮肤科学领域重点研究的热点之一，随着现代医学的发展，对银屑病的认识不断深入，尤其值得一提的是，包括我国中西医皮肤科工作者在内的众多学者，近年在银屑病发病机制和现代治疗等方面的研究硕果累累，有些进展已经对指导临床实践产生了重要影响，及时了解并掌握这些信息和方法，对临床皮肤科医生和广大银屑病患者具有重要意义。

　　魏晓文医师学贯中西医，他在认真总结中西医临床治疗银屑病进展的基础上，重点从中西医结合（侧重中医）角度进行了大量深入的研究，独辟蹊径，创立了温通法治疗银屑病的理论体系和治疗体系，取得了令人瞩目的成绩。温通法治疗银屑病是中西医结合治疗银屑病的新突破、新进展，使银屑病的治疗进入了一个全新的广阔空间，对银屑病的研究和治疗具有现实的指导意义。我很高兴地看到这本书的出版发行，同时也希望魏晓文医师继续努力，勇敢攀登。我们的事业前景光明，大有希望！

中国人民解放军空军特色医学中心皮肤科主任医师、国际银屑病协会理事、中国银屑病防治研究教育专项基金委员会主任委员

杨雪琴

2022 年 1 月

马序：大道至简　勇往直前

魏晓文，人称"治剩病医生"，就是擅长治疗别人治剩下的病。我和魏晓文医师从小一起长大，他有两大特点：一是观察事物细致入微，二是善于深度思维。记得上中学时，数学老师弄来一套奥林匹克数学竞赛题，全班同学都感到太难，无从下手，唯独魏晓文一口气能把整张卷子做完，结果得了96分的高分，此后，每次碰到数学难题，有时连数学老师也感到为难，但只要给足时间，魏晓文总能够攻克。

高考后，魏晓文学了医，毕业后分配到一所县级医院当了一名皮肤科医生。银屑病俗称牛皮癣，是皮肤科的一大顽症，魏晓文看到一些银屑病患者长期受到病痛折磨，到处求医，有的倾家荡产，可银屑病却越治越重。有一农村女患者就因此病长期不能治愈而寻了短见。此后，魏晓文专心研究银屑病。他从基础做起，系统研究西医基础理论，查阅了大量国内外关于银屑病研究的新理论和新技术，紧盯国际研究前沿，结合临床，从中筛选出最佳治疗方案，用于银屑病的治疗。

掌握西医治疗银屑病的各种方法后，魏晓文觉得远远不够，他查阅古代文献，发现在古代银屑病并没有现在这么可怕，传统医学对治疗银屑病有很好的疗效。于是，魏晓文又开始研究中医治疗银屑病。他系统地研读了中医药理论，阅读了大量的中医名著和经典，研究了大量古代经方，从《黄帝内经》《伤寒论》《金匮要略》《温病条辨》等中医经典中寻找攻克银屑病的良方。

为了研究方便，魏晓文将银屑病患者请到了自己的家里，与患者朝夕相处，仔细观察患者的病情变化，给患者记生活笔记三十多万字，从患者一点一滴的生活中寻找银屑病加重或减轻的影响因素。魏晓文还和患者一起亲尝各类中药三千多味，并从中精选了一百多味中药组成临床方剂用于治疗银屑病。

银屑病是一种身心疾病，须从现代医学模式（生物—心理—社会）来认识，魏晓文在研究中发现银屑病受环境因素影响较大，有一年梅雨季节，长期阴雨，银屑病患者皮损较重，一天早晨天气突然放晴，有一银屑病患者的皮损突然好了很多，魏晓文抓住这个机会，立即请教知名环境和气象专家，弄清楚了在这个突然变化的天气中，究竟哪些因素发生了变化，如气温、湿度、光线、气压、微离子等，然后进一步研究，从中找到了银屑病的环境影响因素。

在长达三十多年的研究与临床实践中，魏晓文医师在认识与治疗银屑病领域积累了丰富的临床经验。越来越多的银屑病患者从四面八方来找魏晓文医生治疗，一批批多年不愈的银屑病患者在这里得到了治愈，所以魏晓文也被患者称为"治剩病"医生。

本书是魏晓文医师汲取中医经典精华，结合临床实践，经过反复深入思考与研究写出来的。书中所提"温通法"治疗银屑病是对传统中医"清热凉血法"治疗银屑病理论的颠覆。魏晓文所提"温通法"从理论据典、理法方药、防甚纠偏以及善后保健等方面形成了较为完整的理论体系，它是中医温法、汗法、和法、清法、补法的有机结合。"温通法"将六经辨证、脏腑辨证和气血津液辨证用于银屑病的治疗，力求取得速效的同时求得长效，在治愈银屑病的同时获得长久的身体健康。

一位医者大家的治疗关键在于思路，有了思路也就有了辨治的方向，而恰恰是这样的思路难能可贵。有的人穷其一生难觅其道，有的人费尽心血方窥其微，有的人独辟蹊径得其真谛。也正是这样一个又一个思路使历代医家融会贯通，推动了中医学的百家争鸣和繁荣发展，创立了不同的理论和治法治则，使中医的学术有所突破和发展。

医学的发展最根本的不是治疗疾病，解除病痛，而是引导人们用正确的方法健康地生活。本书以银屑病为主轴，以人体气血为标准，巧妙地运用多种体裁，既有论理大道、医学杂文，又有医理问答、医案小品等，体现了其学术思想，具有科普性和可读性、服务性。本书说理清晰，浅显易懂，用很通俗的语言说明了看似很深奥的道理。案例生动，活灵活现，很接地气，既是一部不可多得的银屑病专著，又是一部很好的生活健康和科普书籍。

在研究人体生命健康和疾病的道路上没有终点，在这人心有点浮躁的社会能孜孜不倦、专心攻坚，这种精神实在可贵，相信魏晓文医师一定会继续迎难而上，勇往直前！

　　中国香港锡恩资本有限公司总裁、中国人民大学高级工商管理硕士

马承禄

2022 年 1 月

目　　录

第一章
银屑病病因病机分析

银屑病究竟是一种什么疾病？有人说银屑病是皮肤疾病，有人说银屑病是血液系统疾病，有人说银屑病是免疫系统疾病，有人说银屑病是遗传性疾病。随着西医学的发展和人们对本病认识的深入，本病的病因、病机逐渐清晰，对本病的治疗和预防特别是治疗也取得了很大进步。西医学对银屑病的病因、发病机制尚未完全明了，因而西医学对本病的治疗只有对症试探性治疗，根治无从谈起；而中医学对于银屑病的病因明确，病机相对清晰，中医学对于本病从预防、治疗疗程巩固到防止复发都有较为系统的体系。

笔者经过 30 多年的观察和研究，认为银屑病是人体对内外环境因素刺激的一种应激反应。为什么说它是人体的一种应激反应呢？第一，银屑病患者除了有皮损以外，身体五脏六腑没有任何器质性和功能性损害；第二，银屑病患者体液和标本经过实验室检查没有特殊异常；第三，银屑病患者身体功能和精神状态没有异常；第四，部分银屑病患者可以自愈。

人体是一个很复杂的有机系统，它对来自各方面刺激的耐受程度有一定的限度，一旦刺激超出了它的耐受限度，人体就会启动自身的应激机制，银屑病就是人体对各种刺激启动的一种应激反应，其表现形式就是皮损（红斑银屑）。人体所接受的刺激主要来自三个方面：一是来自自然环境方面，如寒冷、潮湿等；二是来自社会方面，如生存压力、生活节奏加快等；三是来自精神情绪方面，如长期精神紧张、失眠等。西医学正从单纯的生物医学模式向生物—心理—社会医学模式转变，也正好适应银屑病的治疗。

一、对银屑病的基本认识

1. "牛皮癣"不是癣

"牛皮癣"是银屑病的俗称，在中国广为流传，历史悠久。称其为"牛皮"是因为其皮损反复发作，在静止期时呈暗红色斑块，肥厚革化，形如牛身上的皮肤。但是真正的"癣病"是指由皮肤浅部真菌感染人体皮肤角质层、毛发和指（趾）甲等所引起的一种浅表真菌感染性皮肤病，与银屑病无任何瓜葛。"牛皮癣"一词，容易令人误解为真菌感染而误用抗真菌的药物治疗。因此，从1956年开始中国专家就以"银屑病"为学术病名，取代"牛皮癣"的俗名。

银屑病俗称"牛皮癣"，但在中医的范畴内，牛皮癣还包括表现为皮肤增厚的、有较多鳞屑的神经性皮炎。明代医书《外科正宗》中描写："牛皮癣，如牛之皮，顽硬且坚，抓之如朽木。"显然，中医概念中的牛皮癣是指西医的一组皮肤病，包括神经性皮炎、湿疹性皮肤病等，而非特指银屑病。我国古代对这样一组皮肤病的记载首见于隋代巢元方的《诸病源候论》，称之为"干癣""白癣"，后宋、明、清医书对此均有论述，有的称"风癣""松皮癣""白疕"等，认为是腠理虚受风湿之邪气，气血不能濡养肌肤之故。

称银屑病为"牛皮癣"是不准确的，因为"顽硬且坚"的皮疹只是银屑病的常见表现之一。况且，银屑病还有许多特征性的皮疹表现，有多种不同的型别、期别，与神经性皮炎、慢性湿疹等大相径庭。银屑病不仅在临床皮损表现方面与其他牛皮癣有很大的差别，而且在组织病理、发病机制和遗传基因等方面都有着本质的差别。显而易见，称之为"牛皮癣"确属名不副实。

另外，"牛皮癣"是贬义词，我们反对以此名来惯称银屑病，反对不礼貌地对待银屑病患者。现在科学文明的时代讲究尊重人权，更因为现已明确，银屑病是一种身心疾病，皮肤科学界呼吁全社会对银屑病患者理解、关爱，使患者有一个良好的社会心理环境，不要歧视、排斥他们，让他们在宽松的社会环境中生活和工作，并充分施展才能，这样有助于银屑病的康复和预防。那些大呼"牛皮癣的特效药"的广告，本身就是对银屑病的歧视，至少是不恭、不礼貌的，不尊重患者的药值得信任吗？不值得。

2. 银屑病不是一种简单的病

银屑病是人体受到内外环境刺激的一种应激反应。确切地说它是一种症状，就像人体发烧、高血压一样，它是人体整体失调在皮肤上的反映。由于应激源过强或过于频繁的刺激，使机体持续处在应激状态，并且为代偿而自组织成为病理性重建状态。可表现为肾上腺皮质激素持续升高，机体内环境失衡，造成机体内部新的内源性应激源，从而促进了稳态系统向整体失调和失稳方向发展。

生活方式和生活态度或理化、社会心理环境因素恶化都相当于持续发生的应激源，相当于超负荷刺激。在持续应激反应所引发的整体失调、失稳基础上，机体原本存在的一些缺陷（性格、习惯等）或某些在稳态条件下呈关闭态，而失稳条件下才能被激活的疾病基因等就会乘机表达出来。银屑病是由基因和环境共同作用所致，紧张的情绪是主要的危险因素，属于心身性慢性皮肤病范畴，其皮损是患者整体失调状态的局部体现，主要表现在皮肤、指/趾甲，也可累及关节。

3. 银屑病危害身心健康

银屑病是一种心身疾病。心身疾病是指心理、社会因素在疾病的发生、发展、治疗、转归和预防等全过程中起主导作用的一类躯体疾病。如今，心身疾病在整个疾病体系中所占的比例越来越大，慢性疾病大多属于心身疾病。它是身体和心理互相影响、恶性循环的结果，或者说是心理的问题投射到身体上的表现。

身体和心理恶性循环就是疾病的状态，或者说是陷入一种疾病的怪圈，而当找到一个突破点加以转变，使身体和心理达到一种良性循环状态的话，治疗会越来越顺利，向健康靠拢。临床观察证明，有的患者没有经过药物的治疗，但懂得用一些方法把心态调整好，或者利用生物反馈疗法、腹式呼吸疗法等，疾病也可以慢慢治愈。这就是完全从心理的角度去治疗，对于一部分人来说也是有效的。当然，也有一些急性发病的，与心理没有特别关系的患者，通过单纯的药物来治疗也可以达到很好的疗效。

在大部分情况下，银屑病的发生、发展与患者的个性、情感（如紧张、烦恼、忧虑等心理因素）及社会环境有密切的关系。这些因素是银屑病发生和加重的重要因素，所以我们需要关注身体和心理两个方面。比如，有的患者在治疗的过程中总着急，这样焦灼的心理会直接影响治疗的效果；有的患者病情已经很稳定了，但是家里有了突发事情，于是病情迅速加重等。可见，保持情绪稳定，有利于身体康复。

4. 银屑病不是不治之症

"不治之症"的范畴是进行性发展而无法遏止的疾病，最终导致机体的耗竭，正常的功能、代谢衰退，表现为恶病质，典型病种是恶性肿瘤。银屑病的自然病程不是进行性的，而是有规律的波动，一般冬季加重，夏季消退。有时还会自愈。银屑病大多数是寻常型的，基本上不影响机体正常的功能和代谢，患者仍可以正常地工作、学习和生活。按照新的健康概念："健康就是指没有显著的疾病，能让人去寻求他或她的基本目标，并执行寻常的社会活动和工作职责。"那么银屑病就像有的国际皮肤科著名学者认为的那样，是健康人的疾病，是身体的应激反应。

银屑病又不同于那些病原体明确的疾病，如脓疱疮、真菌性皮肤病，可以针对性地采用抗细菌、抗真菌的治疗。虽然现今正在研发并部分已用到临床的生物制剂能够靶向性地针对银屑病免疫反应中的某一环节进行阻断抑制，但是由于机体免疫系统的复杂性，人类尚未完全认识各种细胞、细胞因子、神经介质等的生物学行为，以及它们互相之间，和机体内分泌等其他系统之间的影响关系，故不能像用抗生素治疗某一感染那样直接明确。

肿瘤是不治之症，但是经过不断的研究，医学界对肿瘤的认识逐步深入，受益于整体医学的参与，良好的临床疗效产生了肿瘤治疗的新理念："带瘤生存"，即患者通过整体治疗，人体和肿瘤之间处于一个相对平衡的状态，肿瘤细胞处于"静止"或"休眠"状态，这时机体仍具一定的免疫力，患者一般状况良好，甚至可独立工作和生活。这种以实现带瘤生存为目标的肿瘤治疗思想，在大量临床实践中得到了体现。有很多研究表明，淋巴瘤、肺癌等肿瘤患者能带瘤生存多年，这给人以新的启迪，肿瘤都能这样，更何况银屑病呢？目前免疫学的进步为恶性肿瘤的治疗带来了全新的希望，还是靠调动体内免疫识别系统，不断地杀死癌细胞，直至最终治愈。

临床可见，如果通过适当的、不急躁的治疗，银屑病是能够减轻，被控制到一定的程度，直至痊愈的。现在已经知道，银屑病有遗传的背景，很多的感染、精神因素、环境因素可诱发银屑病，因此，可以通过寻找诱因、祛除诱因，调整身体因素，从多方面作用，促进银屑病尽可能地减轻、少复发，直至自然地完全消退。

5. 银屑病发病有南北地域差别

由于我国疆土的南北跨度较大，可以反映出这个问题。从多次的国内银屑病调查来看，银屑病患病率北方高于南方。1984 年最大规模的一次全国银屑病调查显示，如以北纬 35°为界，北方 12 个城市银屑病患病率为 0.20%，而南方 14 个城市为 0.14%，可见有明显的差别。北方 6 个农村标化患病率为 0.18%，而南方 14 个农村为 0.065%，和城市一样，北方农村患病率明显高于南方。我国绝大多数居民为汉族，南北差异在于：气候、日光照射的时间、生产劳动和生活习惯等环境因素不同。

南北地域差别反映了环境因素的影响，而种族差异反映了遗传因素的影响。多数学者认为，与其他遗传有关的疾病相比，遗传因素在银屑病的发病中比在消化道溃疡发病中的作用更为重要，而不如糖尿病、唇裂或腭裂等疾病。

6. 任何年龄均可发生银屑病

我们临床遇见的银屑病发病极端年龄是出生 8 天和 91 岁，美国报告 1 例黑人女性 108 岁发病。可见任何年龄均可发生银屑病，但哪一年龄段最易患银屑病呢？Burch 和 Rowell 对 1356 名患者的发病年龄进行分析发现：银屑病发病年龄呈现双峰曲线的特征，相当大的高峰在青春期，另一小部分的高峰在更年期。Farber 等研究显示，银屑病发病的平均年龄为 27 岁，但年龄范围差异很大，从几个月到 70 多岁不等。Swambeck 统计表明 50% 患者在 30 岁以前发病，西班牙患者在 20～50 岁患病率最高，挪威境内拉普人发病高峰年龄段为 20～39 岁，英国平均发病年龄为 33 岁，日本平均发病年龄为 39.2 岁。Ferran-diz 等对西班牙 1774 名银屑病患者进行了横断面研究，发现 30 岁以前发病的患者，一般均有明显的家族史，皮肤受累严重而广泛，更容易受精神、心理因素的影响，点滴状银屑病、指甲受累较为常见，且发病突然，易复发；而 30 岁以后晚发型患者病情相对较轻，常有明显诱发因素，掌跖脓疱病更易出现。

在我国，根据 1984 年全国 53 个调查点统计，11103 名患者发病年龄大多在 34 岁之前，占总数的 75%。初发年龄构成比例，男性最高在 20~24 岁组，占 17.22%，而女性较男性提前 5 年左右，在 15~19 岁组，占 18.46%。初发年龄女性早于男性的现象和国内外多个调查结果一致。总之，银屑病的发病在年龄分布上表现为儿童、老年人发病率低，患者主要集中在青年和中年人群；有家族史的发病较早；女性发病高峰早于男性可能与性激素的生理变化有关。

7. 银屑病是个"好老师"

很多患者得了银屑病，即使临床治愈了，也还是担心，担心疾病再复发。其实，换个角度看，银屑病真的是个"好老师"。

如果身体有了问题，会表达比不会表达好，表达的方式不要命比要命的好。银屑病就是一种对你生活质量没有影响的表达方式，它提醒你："你的身体有问题了，赶快注意吧。"那么，你就要反思你的生活习惯调整好了没有；医生给你的生活处方"贯彻"到位了没有。从这个角度讲，我们应该感激这个病，如果我们做错了，它马上出来指出我们的错误，监督我们，直到我们调整好了才悄悄离开。如果我们"胡作非为"，没有人监督，没有人及时指出，任由我们糟蹋自己的身体，直到出现不可挽回的结果，你说那样是好还是不好呢？

8. 银屑病的六大好处

当人们得知自己患了银屑病时，往往很紧张、焦虑，甚至绝望，认为这辈子完了。害怕别人知道，担心被人歧视，生活在愁云惨雾之中。事实上，我要恭喜你，你得了一个"好病"，让我来告诉你银屑病的六大好处吧。

第一，不传染。你放心地与他人交往，也不必与家人隔离。

第二，不死亡。这个病只要不误治，就不会要命。不要命的病就可以从容地慢慢治，不必恐慌于和家人的生离死别。

第三，不一定遗传。我们已经知道，基因只决定疾病的易感性，也就是身体不好的时候得病的优先性，而病是不一定遗传的，也就是说银屑病对你的后辈一般没有影响。如果说有影响的话，也只是让你注意一些，提醒你更健康地生活。

第四，哨兵。在身体出现问题的时候，通过某种方式发出信号，及时地提醒你注意的，便是哨兵。银屑病，长在皮肤表面，对你的生命没有影响，却又及时引起你的重视，提醒你赶快采取措施，所以银屑病是一个好哨兵。

第五，好老师或净友。它会伴随你、提醒你怎样调理身体和体质，调整对了它就轻，调整错了它就重，提醒你改掉一些不良习惯。

第六，银屑病是一块"试金石"，它能试出谁是真正对你好的人。比如谈恋爱时，如果你的恋人因为银屑病而嫌弃你，离你而去，说明这个人是不足以共度一生的，他（她）就应该早早地在你的生命中消失。

……

也许还有很多其他的好处，有待于大家自己去发现。

遭遇银屑病，应该干什么？想什么？看什么？找什么？

应该干——让你的生活做一个停顿，好让你有机会重新审视自己的生活状态。

应该想——我的健康出现了什么问题，我该如何亡羊补牢。

应该看——看一些健康类图书，以及有关银屑病治疗方面的书籍和资料。

应该找——找一个懂得"温通法"的好医生，让他做你的教练，陪你走上健康之路。

9. 银屑病的研究是一个国际问题

银屑病的发生是世界性的，但与地域和种族相关明显。总的来说，在白种人中较常见，黄种人次之，黑种人罕见；在阿拉伯人、印度尼西亚人及美国印第安人中罕见。各国发病情况也不相同。近年来，银屑病的发病率在逐渐增高，患者越来越多，有人估计全世界有 1.25 亿银屑病患者，除了对人类的健康造成了危害，还给国家、家庭和个人带来了很大的经济和精神负担。

银屑病有遗传倾向，它受哪个基因的控制，一直受到广泛研究，包括患者、患者直系亲属的基因检测。迄今为止的研究结果绝大多数与临床流行病学调查的结果一致，多个基因与银屑病有关，尚未发现一个与所有银屑病患者都有关系的基因。目前发现的易感基因位点被遗传学国际组织命名的有 9 个，PSORS1、PSORS2、PSORS3 …… PSORS9。但发现不同地区、不同人种的有关基因表现存在着差别，如 HLA-CW6 在 50%~80% 的白人银屑病患者中表现，而日本的银屑病患者中仅占 26%，这些都说明银屑病受多个基因和环境因素的控制和影响，不同人种的基因状态亦可能不尽相同。

至今，无论是银屑病的发病机制，还是对其治疗对策的研究，虽然取得了很大的进展，但还是远远不够的，对于重症顽固的银屑病，全世界的临床医生还缺乏足够的方法来治愈该病，而目前尚不能从根本上防治银屑病，因此，银屑病的研究仍是一个国际问题。银屑病引起了广泛的关注，1971 年成立的"国际银屑病协会"由瑞典银屑病协会发起，至 2004 年已有 23 个成员国。2004 年会议宣布了每年 10 月 29 日为"世界银屑病日"。组织的目标是：努力减轻银屑病患者的痛苦，改进治疗方法，寻求根本的病因和争取治愈本病。

二、银屑病的病因

银屑病的病因可分为遗传因素、身体因素和诱发因素三个部分。

1. 遗传因素（即基因）

很多疾病的发生都有其遗传基因控制，但遗传基因只能决定疾病的易感性，却不能决定疾病的发生。基因只是种子，种子可以决定发什么芽，也就是患病的倾向性，但不能决定是否发芽，是否发芽还要看土壤是否适合种子发芽。身体因素即身体情况，由生活方式来决定，就是种子发芽的土壤，离开身体因素，基因和诱因就不会发生关系，银屑病就不会发生。

对于银屑病患者和家属来说，最关心的是其本身的病会不会遗传给下一代。临床流行病学研究发现：有相当数量的患者具有家族聚集性；单卵双生儿的银屑病患病一致率高于双卵双生儿；具有阳性家族史的患者发病率明显增高，国外报告为30%左右，我国报告为11%～22%。因此，银屑病是一种遗传相关性疾病，有遗传倾向。

但银屑病的遗传方式一直是研究者致力解决的问题。对患者家族系谱分析的结论是：银屑病不遵循典型的孟德尔遗传模式，鉴于患者先证者后代发病不一致的现象，而符合多基因遗传的方式。这类遗传还受环境因素的影响，因此又称多因子遗传。遗传分子生物学实验也已证实：银屑病为多基因遗传性疾病。因为发现与银屑病有关、最早研究、也是最重要的基因组人组织适应性抗原（HLA 抗原），位于第 6 对染色体短臂，当仅有 HLA 的单一基因表型和环境因素时不足以引起银屑病发病。故推测：有 1 个或几个主要的、决定性的基因，并且还有其他起调节严重度作用的基因。近年来，基因组扫描及连锁分析的研究为寻找 HLA 以外的相关易感基因提供了新方法。众多学者通过数以千计的微卫星标记技术，搜寻到多个与银屑病连锁的区域。位于第 6 对染色体短臂上的易感基因所造成的银屑病遗传易感性约占 30%。虽然基因的研究已很深入，但仍无法明确银屑病基因的作用规律。我们应立足于现已证实的因素来对待银屑病的遗传问题，如对环境因素的重视等。

国外曾有人调查了 698 例银屑病患者，发现父母之一患病，子女中有 16.4% 患病；父母均患银屑病其子女中 50% 患病。而父母均无银屑病的 1089 人中，7.8% 发生银屑病。对德国伍兹堡地区 75 年的观察资料显示，80% 的银屑病患者有家族遗传性，父母之一患病，所生子女中无银屑病者与患者之比为 4∶5；父母都无银屑病，则其子女中无病者与患者之比为 12∶1。

从这些资料来看，说明两点：首先，银屑病有遗传倾向；其次，银屑病不是单基因遗传病，无法预测子女的发病概率。因为单基因遗传病如常染色体显性遗传病可预测：父母之一患病，子女有一半可能是患者，或患者双亲中至少一个是患者，当然，有可能发生基因突变的偶然事件。银屑病的遗传方式是多基因遗传，即多因子遗传，不是由一对基因突变引起的，而是由 2 对以上基因共同作用的结果，此外还受环境因素影响。这样的基因遗传具有复杂性和多态性，以及环境的不可知性，因此不能准确地预测银屑病患者子女发病情况。

2. 身体因素

影响身体因素形成的因素如下：①起居和环境，如久居阴暗潮湿的办公室和卧室，常年在开低温空调的计算机室内工作等；②精神因素，如家庭矛盾不断，早年离异，子女不顺，脾气急躁，内向易怒等；③生活陋习，长期熬夜、失眠、酗酒、喜食生冷食品、穿衣少受凉等；④运动习惯，很少运动，出汗极少，或常于运动大汗后洗冷水澡，外出多以车代步等。以上均可日复一日重复强化形成身体状况，这些因素配合起来决定了患者的发病情况和预后。

现在有关银屑病的免疫学实验研究结果已经很清楚地证明：银屑病是一种与免疫紊乱有关的皮肤病，存在着免疫反应的异常。19世纪起就不断有医生报道，细菌感染（尤其是链球菌感染，如猩红热、丹毒、扁桃体炎、肠道感染等）和真菌感染可促发或加重银屑病，用抗生素后皮损减轻甚至消退，但银屑病皮损中没有这些细菌或真菌。因此推论是人体对细菌或真菌的免疫反应表现在皮肤上。20世纪50年代起，治疗银屑病先后应用了皮质激素、氨甲蝶呤（MTX）、环孢菌素A等免疫抑制剂，都有很迅速的疗效。这样从临床的角度支持银屑病为免疫性疾病。

近30多年来，基础免疫学的突飞猛进，推动了银屑病的免疫学研究。目前实验室研究已先后证实，银屑病的发生是由于免疫反应细胞T淋巴细胞的激活，并首先进入表皮产生细胞因子，与表皮细胞、内皮细胞等相互作用，最后导致表皮增生；链球菌壁与表皮角蛋白有部分结构相同的蛋白质，因此能引起淋巴细胞的交叉反应；患者的某些免疫细胞功能有缺陷，使没能完全清除的病原体激发淋巴细胞，引起多米诺骨牌样的连锁免疫反应；某些银屑病易感基因与免疫功能有着密切关系。免疫学的研究使我们越来越清楚地认识银屑病的发病机制，从而指导有针对性的银屑病防治。近几年来应用的生物制剂，就是一种靶向性的免疫抑制剂，如针对细胞因子的单克隆抗体，或阻断淋巴细胞活化和移行的融合蛋白，临床用于银屑病及其关节炎疗效显著。由此也证明，银屑病患者存在免疫反应的异常。

微循环是指人体血管系统中微小血管内的血液循环，由最末端的毛细血管组成，也是血液和人体器官组织进行物质交换的场所。毛细血管壁的通透性使得新鲜的血液能将氧气和营养物质输送给组织，而组织中的二氧化碳和代谢产物能进入血管被带走。体内所有的毛细血管连接起来总共有10万公里，可见血液与组织的物质交换有着巨大的接触面积。皮肤毛细血管的终末为一个直立的毛细血管袢，呈发夹形。用50～100倍的光学显微镜观察皮肤，可见点状或弧形的红色袢顶。在甲根部，皮肤菲薄并折叠成皱襞，此处直立的血管袢也随之平卧，成为一个独特的微循环观察部位。

与正常人比较，银屑病的皮损中毛细血管扩张、增生、扭曲，平时点状的红色袢顶变成了线团状。甲皱处即使无银屑病皮疹，也可见管袢扩张、弯曲畸形、袢顶淤血、血流缓慢、渗出明显。这些表现提示：银屑病皮损中有明显的微循环障碍，结合临床上"肌肤甲错"的症状，符合中医学中的血瘀证；甲皱微循环的异常反映了全身微循环异常的倾向。因此，在银屑病的治疗中活血化瘀的治则是温通法的重要部分。

在银屑病消退后再继续观察，发现皮损消退后，局部毛细血管并不同时恢复正常，最早的在皮损消退后2周恢复，绝大多数在2～6个月后恢复正常，但个别病例在1年后仍不正常。这项研究的主持者刘承煌教授认为，这可能是本病易于复发的原因之一，故皮损消退后不应立即停止治疗，而应该继续治疗直至微循环恢复正常为止。

3. 诱发因素

诱发因素是随机发生的，如感冒、外伤、过敏、天气突然变化等。

（1）外伤：外伤是银屑病的诱因之一。但是，诱因在银屑病三类原因中并不起决定性的作用，如果身体因素没有形成，诱因就没有意义。所以，我们大可不必一有外伤就紧张，我们要做的是通过生活方式的调整使身体因素不能形成。

在温通法治疗体系中，我们希望身体处于一个"阳"的状态，也就是"动"的状态，就是身体对疾病的反应能力很强，顺应这个方向，疾病就容易治疗。身体内部有问题，能表达是好的；如果有问题，身体无法表达，反而不好。

假如受伤的部位会出现新的皮损，说明这时的身体处于一个动态的、阳性的阶段，身体有表达问题的"想法"，外伤给了它一个"出路"，这是一种好的表现。相反，如果有一些诱因身体也没有反应的话，不一定就是没有问题，而是身体对于问题没有反应、表达的能力，这属于阴性的状态。我们认为阳证易治、阴证难疗，所以我们要想办法使身体由阴转阳。

（2）感染及误治：很多医者把感冒归为银屑病的一个诱因，其实，温通法体系认为，除了感冒、扁桃体发炎可引起银屑病外，感冒、扁桃体发炎误治也会引起银屑病。

首先我们要正确认识感冒。人体是一部相当精妙的仪器，当外邪作用于人体，人体就会自发地与外邪做斗争，所以感冒、发烧、发炎都是身体在与疾病做斗争的表现，是人体对疾病正常反应的结果，是积极的。治疗应该顺应这个方向，"汗出而解"才是正确的治疗方法。而目前临床中对此多以西药消炎和中药清热解毒为主，目的是让症状尽快减轻，只管速效而不顾长效，这就犯了中医理论所说的"引邪深入"和"郁遏邪气"的错误。感冒症状缓解了，却导致了"热"邪壅遏血分的后果。

感冒、发炎本身不会引起银屑病，当身体功能这种表达的正常程序被消炎药、退烧药打击压制后，人体会寻找其他方式来表达，银屑病是这种"补救"的方式之一。如果这种表达方式继续受到打击的话，其他更严重的疾病就会发生。所以，对待疾病，我们一定要正确认识，"以人为本"，选择正确的治疗方向。

感冒与感冒治疗不当，二者哪个会诱发银屑病呢？后者，也就是感冒治疗不当才会诱发银屑病。感染中以感冒、扁桃体炎、咽喉炎等上呼吸道感染性疾病最为多见，这类疾病俗称"上感"。上呼吸道感染在中医学中属于外感范畴，治疗应该用解表剂使其"汗出而解"，然而目前临床中对此的治疗方向都是错误的，是"压"，而不是"散"，只管速效而不顾长效，这就犯了引邪深入的错误。邪郁后，有的还能自发外散，便导致了急性点滴型银屑病的发生。这就是"感冒容易诱发银屑病"的真相，实际上是感冒误治诱发了银屑病。

人们早就发现微生物的感染与银屑病有关，最明显的是上呼吸道感染后发病，应用抗感染药物或扁桃体切除后，银屑病病情会好转，可见银屑病的发生与细菌感染是有关的。对这方面因素，研究人员已做了很多深入的研究，结果发现用链球菌疫苗做皮内试验，在皮内注射链球菌提取物或灭活的链球菌，注射部位会出现新的银屑病皮损或原有皮损的恶化，甚至个别患者会出现全身泛发性脓疱型银屑病。

除了链球菌外，其他细菌感染如葡萄球菌、分枝杆菌等，也可同样诱发或加重银屑病。实验室研究已证实，这可能是细菌抗原与表皮内某种抗原结构相似而导致血 T 淋巴细胞活化有关，也可能是细菌超抗原的作用。我们临床发现，治疗龋齿后银屑病好转，其他还发现肠道的细菌、真菌可能与银屑病有关。有报道表明，服用抗真菌的制霉菌素、酮康唑，抗肠道细菌的甲硝唑，清除肠道细菌内毒素的考来烯胺，均能使银屑病患者皮疹减少。艾滋病患者中患有银屑病者经抗 HIV 治疗后，银屑病皮疹消退。细菌、真菌、病毒这些微生物的感染可能通过引起人体免疫功能的改变参与银屑病的发生。

（3）精神：皮肤科医师早已注意到精神心理应激事件可引发银屑病和使银屑病病情加重。这些心理应激事件包括：意外事故、精神紧张、情绪压抑、丧偶或家庭不和、工作不顺利、经济困难等。以往国内外关于银屑病的临床调查报道中这类患者占 10%~80%；一组大样本调查显示，1114 例银屑病患者中，40% 患者在忧虑时发生银屑病，其中 37% 患者忧虑时银屑病加重。另 5600 例银屑病调查中有 30% 的患者在忧虑时发生银屑病。还有其他的临床报道支持银屑病和精神神经因素有关：对精神紧张的患者应用精神松弛药物治疗，或用安定药物可有助于银屑病病情缓解；报道一例因下肢骨折而神经受伤的银屑病患者，骨折以下部位原有的皮损消退，骨折恢复后皮损重新出现。在临床上常会遇到一些心理压力较大，精神过于紧张的患者，其银屑病病情亦较重，且治疗效果不理想。相反，另一类精神比较放松，生活态度乐观的患者其银屑病转归较好，甚至治愈后多年不发。这些都说明精神神经因素在该病发病中的作用。

近年来，基础研究人员的实验发现了神经肽在银屑病发病机制中的作用，为临床所发现的现象提供了理论依据：当机体受到刺激时，不论是外源性或内源性刺激都可能引起神经源性炎症，首先刺激使皮肤感觉神经释放 P 物质和其他神经肽增多，作用于皮肤中的免疫细胞分泌细胞因子等介质，引起局部炎症反应，同时神经生长因子的参与，更加扩大了上述反应，而这些炎症反应就能够触发具有银屑病遗传素质的人发生银屑病。因此可见，精神紧张诱发和加重银屑病是有物质基础的；不良的精神刺激因素可以引发银屑病的结论是明确的，银屑病患者和家属都应有意识地避免紧张，减轻精神压力，在医生的指导帮助下，采取必要有效的措施，解除心理负担，避免银屑病的发生和加重。

临床常常发现很多银屑病患者的个性强而急躁，偏向 A型性格，即好胜争强的性格。这种性格的人常易有敌意、急躁易怒、时间紧迫感强等特点，他们体内的儿茶酚胺比一般人要高得多，易患高血压、冠心病等。国内学者通过 A 型性格特征，如焦虑、抑郁、内向等，制定标准心理量表，评价人格特征在银屑病发病中的影响。1991 年对银屑病患者用相关量表统计证实，在患者中，A 型性格的比例远远超过正常人群分布。说明不良性格与银屑病有关。

有学者分析认为 A 型性格与银屑病的关系可能是银屑病的后果，而非银屑病的病因；因为银屑病患者长期遭受疾病的折磨及造成的慢性毁容，使患者的社会角色、家庭角色都发生急剧变化，从而导致行为性格的变态，形成或强化了 A 型性格；有些病程长，到处求医而病情得不到缓解的患者心情更加烦恼、焦虑。A 型性格负面情绪产生的后果对控制银屑病有害无益，易扰乱体内的代谢平衡，促发免疫反应，形成恶性循环，使病情加重，甚至发生寻常型银屑病向非寻常型银屑病的转型，增加治疗难度。不管怎样，银屑病都属于心身疾病，对银屑病患者的治疗，除银屑病药物治疗外，有必要开展行为、认知、生物反馈干预等心理治疗。

应激事件可引发银屑病或使其病情加重，许多患者也发现忧虑等精神因素诱发了他们的银屑病。虽然，这种现象的病理生理机制仍未完全明了，但已知应激可导致激素如促肾上腺皮质激素、皮质类固醇、儿茶酚胺及乙酰胆碱等的释放。另外，重要的是心理紧张可促使皮肤中的许多感觉神经末梢释放神经 P 物质和其他神经肽，引起银屑病神经源性炎症的改变。神经肽类物质可影响多种免疫活性细胞，包括肥大细胞、中性粒细胞、淋巴细胞和巨噬细胞等。它可以与肥大细胞结合，使之脱颗粒，释放炎症介质如组胺、白三烯及前列腺素等，导致银屑病的一系列病理变化。神经肽类物质对中性粒细胞和巨噬细胞有趋化作用，促进它们黏附于内皮细胞，释放溶酶体酶。

实验室研究人员还发现，皮肤中的角质形成细胞能合成和释放神经生长因子（NGF），与正常人相比较，银屑病皮损中 NGF 水平升高，表达 NGF 受体的神经数量也增多，银屑病未受累皮肤中 NGF$^+$ 角质形成细胞也增多；NGF 是一种促进神经再生和神经肽合成的物质，能促进多种免疫细胞的炎症反应，说明银屑病皮损中表皮免疫反应细胞和神经的病理改变共同存在，相互影响。还有实验室研究人员发现，免疫系统和神经系统之间具有双向对话的能力，内分泌系统起到了传导作用。近十几年来，已在很多领域证明，神经系统、内分泌与免疫系统之间有着密切的关系，千丝万缕，错综复杂，形成网络般的调节。

银屑病的发生和熬夜有关系。我们都知道，人体有一个生物钟，符合日出而起、日落而息的自然规律。熬夜打破了生物钟的正常作息，对人体有多种危害：

①经常疲劳，会引起免疫力下降。人经常熬夜造成的后遗症中，最严重的就是疲劳、精神不振，人体的免疫力随之下降，感冒、胃肠感染、过敏等自主神经功能失调症状和疾病都会出现。②头痛，记忆力下降。熬夜的隔天，上班或上课时经常会头痛脑涨、注意力无法集中，甚至会出现头痛的现象，长期熬夜、失眠对记忆力也有无形的损伤，甚至会慢慢地出现失眠、健忘、易怒、焦虑不安等神经、精神症状。③皮肤受损出现黑眼圈、眼袋、青春痘等。有人提出，晚上 23 时到第二天凌晨 3 时是美容时间，也是机体免疫功能的修整时间，中医认

为此时是人体的经脉运行到胆、肝的时段，这两个器官如果没有获得充分的休息，就会影响皮肤的健康。④其他，如视力下降、阴虚火旺、高血压、胃溃疡、内分泌失调等。一旦得了银屑病，就需要检讨一下自己的生活习惯了，只有身体抵抗力弱的时候，疾病才有可能乘虚而入；而且精神紧张很显然是银屑病的主要诱发因素之一，因此需要保证正常的、充足的睡眠，尽量不要熬夜。我们曾遇到多位患者因熬夜病情加重，治疗效果不佳，改正后皮损和疗效明显好转。

（4）烟酒：吸烟对健康有害已是众所周知，烟叶中仅已知的致癌物质就达43种之多，点燃后的烟叶还会生成其他多种有害或致癌物质。因此，世界各地的禁烟呼声日益高涨。

吸烟几乎对人体的各系统都有损害。吸烟与癌症、呼吸道及心血管疾病的关系已有很多研究。呼吸道的黏膜受吸烟的损伤而产生炎症，使过敏物质易于通过气管黏膜吸收，激活肺的免疫细胞，引起免疫反应加重炎症。被动吸烟者也有类似反应，男孩比女孩更敏感。吸烟后大脑血管扩张，10～15分钟内表现兴奋、大脑活动加强，而后转为抑制。吸烟者的白细胞趋化性明显增高，吸烟刺激白细胞活化，释放过氧化物以增加炎症反应。吸烟对血管影响很大，微循环必须首当其冲受害，使体内凝血物质增多，血栓形成，微循环的血流量减少。同样皮肤也有类似改变，外科皮瓣手术前后几天就要求禁烟，以免影响皮瓣存活。吸烟还会减弱机体防御疾病的能力。

银屑病的发病机制中，白细胞的趋化性和活化、微循环的异常、感染诱导皮疹发生加重等方面是疾病发生、发展的重要环节，吸烟产生的效应对银屑病可谓"雪上加霜"。少数已发病的银屑病患者提示吸烟可以改变疾病类别。因此，吸烟对银屑病是非常不利的，患者应当戒烟，并且避免被动吸烟。

国外科学家很早就报道每天吸烟约 15 支是诱发银屑病的一个危险因素。国内学者对 725 例银屑病患者进行调查发现，吸烟与银屑病之间存在显著相关性，且危险度随着吸烟的数量增加而递增。

总而言之，吸烟对身体健康有百害而无一利，希望银屑病患者戒烟或不要吸烟。

酒美味提神，能"御风寒、通血脉、壮脾胃""杀虫辟瘴"，广为人们喜爱。现代研究发现：少量饮酒能使血中有益的脂蛋白增多，减少胆固醇在血管壁的沉积；能促进血液循环，减少血栓形成，降低血黏度。而酒的害处是损害肝脏、大脑，还会引起高血压、动脉硬化、肥胖、胎儿畸形等。李时珍在《本草纲目》中详述了多种药酒功效的同时，就提出了"酒少饮"的告诫。

酒的效应对人有益或有害，取决于个体代谢能力的大小和酒量的大小。酒在体内代谢过程中会产生一种被称为乙醛的有毒物质，需要肝脏产生乙醛脱氢酶来氧化解毒，但是，黄种人中约有 1/3 是乙醛脱氢酶的缺陷者，这些人喝酒必醉，而此酶不缺陷的人若喝酒太多，超过肝脏的解毒能力也会醉，喝醉一次，损害健康的程度不亚于患一次急性的轻型肝炎，因此，根据肝脏的能力，有人主张无乙醛脱氢酶缺陷者，每日饮 60 度的白酒不超过25毫升（0.5两），一般的色酒如黄酒不超过50毫升（1两），啤酒不超过300毫升。

在对银屑病与酒的关系的研究中发现，戒酒所中男性嗜酒者的银屑病发生率明显高于一般人群，男性银屑病患者发病前饮酒量每日42.9克，对照组每日为21.0克。国内学者对640例银屑病患者饮酒史进行调查发现，饮酒次数及数量越多，银屑病发病程度越重。已经知道银屑病的病理基础是角质形成细胞过度增长，中性粒细胞浸润及真皮血管异常增长和扩张，一方面，嗜酒，特别是烈性酒可以直接扩张血管，使血管通透性增加，利于中性粒细胞游出，向表皮浸润；另一方面，嗜酒使花生四烯酸含量增高，抑制腺苷酸环化酶，使cAMP减少，导致表皮细胞增殖。所以，希望银屑病患者不要嗜酒。

温通法不提倡忌酒，有时还用酒来服药，于服药同时或服药后鼓励患者喝酒。这要根据具体情况来定，总之要有利于气血的通畅。

（5）药物：临床上最初较明显发现银屑病患者用心血管药物后皮损加重，尤其是普萘洛尔（心得安，一种β受体阻断药）。后来得到动物实验的证实，并以此来制成银屑病的动物模型，供实验研究使用。以后还逐渐发现多种加重银屑病的药物，现比较明确的可使原有的银屑病病情加重或诱发银屑病的非皮肤病药物如下：

①β肾上腺素受体阻断药：包括β_1和β_2受体阻断药。常见的有醋丁洛尔、阿替洛尔、贝凡洛尔、美托洛尔、妥拉洛尔、阿普洛尔、纳多洛尔、氧烯洛尔、吲哚洛尔、普拉洛尔、

普萘洛尔、索他洛尔、噻吗洛尔等。②锂盐：如碳酸锂、枸橼酸锂等。③血管紧张素转换酶抑制剂：文献报道有卡托普利、依那普利、赖诺普利等。④抗疟药：羟氯喹、氯喹等。⑤非甾体抗炎药：吲哚美辛、保泰松等，临床应用发现具体情况不同，反应也不一样。⑥抗生素和四环素类药：四环素对银屑病的影响有争议，但有较多病例的报告。其他还有青霉素类、磺胺类药物，还没有完全证实，临床报道不多。⑦干扰素。⑧钙拮抗药：硝苯地平、尼莫地平和尼卡地平。⑨降糖药：二甲双胍。此外，染发剂、洗发水、伤湿止痛膏等也可诱发或加重本病。

部分银屑病加重似乎都与用药剂量的多少有关，停药后皮损会逐渐消退。可能和银屑病患者本身的代谢情况有关，所以银屑病患者用药时应慎重选择，尽量避免那些可能加重银屑病的药物；同时发现病情变化，应及时就诊和医生一起仔细分析。

（6）气候、温度、湿度：我国疆土幅员辽阔，南北纬度相距近50度，气候差别很大。气候对银屑病的影响国内外都做过研究，一致认为气温和银屑病有着密切的关系。从银屑病患者个体的病程来看，如果没有治疗药物的干扰，绝大多数是冬天皮肤干燥瘙痒，皮疹加重，易有新疹发出；夏天皮肤出汗滋润，皮疹变薄变淡，甚至全部消退。

国内曾先后对20个地区和49个地区（包括城市和农村）的发病与主要的气象因素进行统计分析，其中气温与银屑病发病率的关系最为密切。平均气温低的地区发病率高，平均气温高的地区发病率低，如黑龙江齐齐哈尔年平均气温3.2℃，银屑病年发病率0.46‰；而广州年平均气温21.3℃，银屑病年发病率仅0.01‰。其他的气象因素中，降水量和相对湿度的变化和气温的变化是一致的。北方地区多刮西北风，降水量少，气候干燥寒冷；而南方地区多刮东南风，降水量较多，气候温暖潮湿（齐齐哈尔年平均降水量为461mm，相对湿度为69%；广州的年平均降水量为1243mm，相对湿度为77%）。由此可见，气候条件是银屑病发病中不可忽视的一个环境因素。

与气候有关的因素还有日照、呼吸道疾病易感性、饮食习惯等，都可能直接或间接地影响银屑病的患病。如冬季昼短夜长，日光照射时间短，不利于皮损消退；寒冷干燥的刺激，易引起上呼吸道感染而诱发或加重银屑病。

银屑病的病因是什么？对于银屑病的病因，现在流行的说法是"银屑病病因不明"，所以不能根治。很多书籍里面也是这样表述的。病因不明，还能治疗吗？病因不明的治疗不是"瞎猫碰死耗子"吗，或者说是"化妆"疗法（只管表面，不管内部，不顾长远）吗？

温通法体系中，对于银屑病的病因有明确的解释，通过三句话就可以认识到银屑病的病因、治疗机理以及能不能治愈这些问题的核心：第一，正常的人体应该是气血通畅的；第二，银屑病是人体气血不通的结果；第三，治疗和治愈的原理就是恢复气血通畅，调整体质，重建新的人体生理平衡，皮损自然会消失。

　　什么因素会诱发银屑病呢？首先要明白，诱因是什么。温通法认为，银屑病的发病原因分为三类，即遗传因素、身体因素和诱发因素。基因即遗传因素，受之于父母，是我们无法改变的，但它只能决定疾病的易感性，不能决定疾病的发生。身体素因是后天的，由生活方式、情绪、运动、环境等决定。诱因即诱发因素，如外伤、过敏、服药、情绪刺激等，是随机发生而不可避免的。在这三类原因中，我们能控制的只有身体因素。

　　诱因就是身体做好发病准备时，能诱发疾病的因素。对于银屑病，除了外伤、过敏、服药、情绪刺激等，还应该有其他诱因。

　　银屑病的发病是有诱因的，但并不是每个人在诱因的作用下都会引发银屑病，诱因并不起决定作用，或者说根本不重要。离开身体因素，基因和诱因就不会发生关系，疾病也就不会发生。

　　诱因是防不胜防的，所以研究诱因的意义，远远不如研究基因和身体因素。这一关系可用手榴弹爆炸的过程来形象说明：各种基因分别充当火药、弹壳、手柄、引线等角色，如果这些做手榴弹的原料只是处于散放状态，它就止于原料，不会形成手榴弹。身体因素是手榴弹原料的组合过程，手榴弹一旦形成，就由散放的基因状态变成随时可以被激活的身体因素状态，一旦有一个诱因随机引爆，疾病就发生了。

　　只要控制了身体因素，就把握了银屑病防治的主动权。明白了这些，我们就可以将研究的重点放在身体积累上，改变生活方式，改变人体的"土壤"，重建机体平衡，对银屑病的治疗就可以达到"未病先防，既病防变，既愈防复"的目标。

三、银屑病的病机

目前西医对银屑病发病机制的认识是这样的——在一定遗传背景下，多种致病因子刺激机体免疫系统引起以 T 细胞为主的细胞免疫功能紊乱，炎症细胞移行到表皮并在局部浸润，造成局部炎症和角质形成细胞异常增生，最后导致银屑病病理改变的发生。西医注重微观，至于多种致病因子怎样影响了机体，T 细胞免疫功能怎样紊乱并不清楚。

按照中医循证医学的结论，银屑病的病机是"血热""血燥"，但在现实中银屑病患者并不表现出"血热""血燥"症状，如果有"血热"的存在，患者应该有发热、心烦口渴、舌红绛，脉数等，但是临床中遇到大量银屑病患者反而表现为苔白腻、脉平，不仅没有血热征象，反而有寒湿的征象。大多数患者按照清热凉血或清热解毒法治疗，没有效果。

笔者认为，银屑病的核心病机在于"郁""热""湿""瘀"，斟酌"郁""热""湿""瘀"在发病机制中的比重，确定"郁""热""湿""瘀"四者中何为主要矛盾，是治疗开始之前必须要明确的问题，每种疾病都有其核心病机，这个病机贯穿于疾病发生发展的各个阶段，能帮助我们更好地认识疾病，治疗疾病。

现代循证医学认为，银屑病的发生，血热是内在因素，是发病的主要原因。血热内蕴，郁久化毒，以致血热毒邪外壅皮肤而发病。从表面上看，循证医学是在强调"热"，而如果我们突破表象，去探究内"热"的形成原因，便可以发现"郁"的存在，而"郁"的形成原因又是因为"湿"导致，"湿""郁"为本，"热"为标，"湿""郁"为因，"热"为果，"郁"久致"瘀"。

银屑病之"血分有热"，与"里热郁结，浮越于外也，虽有表证，实无表邪"中的"里热郁结"同义，"血分"为在"里"之意，而"热"究其实质而言为"郁热"。"浮越于外"之"外"与温病"热入营血"之"入"截然相反，"热入营血"到"动血"阶段宜"凉血散血"，而"里热郁结，浮越于外"的"血分郁热"却需要顺势外散。

以上讲的是"湿""郁"为本，"热"为标，"湿""郁"为因，"热"为果的一类银屑病病机，还有一类是以"热"为主，"热为本，郁为标""热为因，郁为果"的情况，刘河间在《素问病机气宜保命集》中讲过一段话："小热之气，凉以和之，大热之气，寒以取之，甚热之气，汗以发之。"这段话中明确提到了"火郁发之"。"火郁发之"中不仅有"汗以发之"，还有"凉以和之"和"寒以取之"的情况存在。"凉以和之"和"寒以取之"所代表的寒凉直折的治疗方法，针对的就是以"热"为主，"热为本，郁为标""热为因，郁为果"的情况。

以往的中医治法对于银屑病的治疗更关注"热"，而笔者提出的以"温通"为本的治疗体系从表面上看似乎更关注

"郁""湿"，但从本质上讲，我们是"湿""郁""热""瘀"并重的，对于"湿""郁""热""瘀"四者在具体患者病机中的比重，以及"湿""郁""热""瘀"四者针对具体患者何为本的问题，才是临床实践中需要探讨的重点。

第二章
银屑病的症状

一、银屑病是系统性疾病

银屑病是一种慢性的炎症性皮肤疾病，最早认为该病主要累及皮肤和关节，以后逐渐发现有眼睛、肝脏、心血管、胃肠道、肾脏、内分泌等器官的累及，但是为数不多的个案印象无法得出与银屑病有关的结论。近年来得益于计算机的发展渗透，大规模的医疗管理和流行病学调查为认识银屑病的伴发疾病、治疗现状及预后提供了可能。

国外多个大样本数以万计的银屑病资料研究获得了很丰富可靠的信息，越来越多的证据表明，银屑病患者中尤其是病情严重者常伴发一系列内科疾病，如代谢综合征、动脉粥样硬化、心肌梗死、自身免疫性疾病及恶性肿瘤等。因此目前认为，银屑病属于一种系统性疾病，这些伴发疾病可能与银屑病本身的发病机制有关。银屑病皮疹中有大量致炎因子的产生，这些炎症因子作用于血管神经、胃肠道等其他组织器官，导致伴发疾病出现。

银屑病伴发的疾病已确立的有三大类：心血管疾病、代谢综合征和自身免疫性疾病。较多见的是与代谢综合征有关的高血压、糖尿病、高脂血症、腹型肥胖、动脉粥样硬化，严重者发生急性心肌梗死。免疫性疾病的伴发主要是肠道的克罗恩病（节段性回肠炎）和溃疡性结肠炎，神经系统的多发性硬化，其他还有系统性红斑狼疮、白癜风等。肿瘤的伴发尚未确立。

目前研究发现，与银屑病系统合并症相关的不良行为因素有：酗酒、吸烟、肥胖以及焦虑、抑郁、紧张等心理状态。银屑病合并症及相关因素的证实，使研究者意识到本病对健康和生命的影响，而患者对此则知晓甚少。因此，皮肤科医生和保健医生应同时对患者除银屑病外的症状进行筛查，关注患者的心理行为等；选择银屑病治疗方案时，亦应考虑到合并症及其治疗药物的作用，及时调整治疗方案，避免长期应用的毒副作用，尽早控制皮损以减少合并症的发生和加重，提高生活质量，延年益寿。

许多研究表明，银屑病患者合并自身免疫性疾病的概率升高。2012 年美国一项最新的研究共检查了 25341 例患有一种以上自身免疫性疾病的银屑病患者，出现频率明显增高的免疫性疾病包括类风湿关节炎、斑秃、乳糜泻、系统性硬皮病、克罗恩病（节段性回肠炎）、干燥综合征、白癜风、溃疡性结肠炎、系统性红斑狼疮、巨细胞动脉炎、Addison 病（原发性慢性肾上腺皮质功能减退症）、肺纤维化和慢性肾小球肾炎，但同银屑病相比，关节病型银屑病更易合并自身免疫性疾病。中国汉族人银屑病调查的研究提示：银屑病更易伴发白癜风和系统性红斑狼疮。

银屑病伴发免疫性疾病最为常见的是关节炎和肠炎。一般人群中银屑病关节炎的患病率是 0.04%~1.2%，而在银屑病患者中却高达 25%~34%。国际银屑病基金会从 2003~2011 年的调查发现，中、重度银屑病患者关节炎的比例升高，86% 的关节病型银屑病患者中银屑病皮损早于关节症状，平均时间 14.6 年。克罗恩病和溃疡性结肠炎在银屑病人群中的发病率是普通人群的 3.8~7.5 倍；已发现银屑病尤其伴有关节炎患者尽管没有肠道症状，其肠道黏膜仍可能存在着显微镜可见的炎症；16 号染色体基因已被确定是银屑病、克罗恩病和溃疡性结肠炎共同的易感基因之一。

多发性硬化在银屑病患者中的发生率为 0.41%~7.7%；多发性硬化家族中，银屑病发生率较对照组高，有 1 个以上多发性硬化患者的家族中银屑病发生率最高，支持二者间遗传的关联；同时，β 干扰素治疗多发性硬化过程中易并发银屑病，而肿瘤坏死因子抑制剂治疗银屑病时可能发生多发性硬化。

以上研究成果表明，其一，这些免疫性疾病的伴发与整体免疫系统复杂的路径紊乱相关；其二，银屑病与伴发的自身免疫性疾病多有相似的遗传易感性或环境因素。在一项全基因扫描研究中，定位于 4 号染色体的基因与银屑病关节炎、银屑病和一系列自身免疫性疾病都有关联，包括 1 型糖尿病、乳糜泻及甲状腺功能亢进。充分了解银屑病伴发的多种免疫性疾病，有助于深入研究银屑病的发病机制，同时确保治疗中对免疫性疾病的考量。

二、银屑病的类型

银屑病一般分为两大类：寻常型和非寻常型。非寻常型包括脓疱型、红皮病型和关节病型。

1. 寻常型银屑病

寻常型银屑病最为常见，据上海华山医院皮肤科对就诊的4276 例银屑病患者统计，寻常型占 94.6%。

寻常型银屑病基本损害初起为红色丘疹或斑丘疹，自粟粒至绿豆大，上覆多层云母状的银白色鳞屑。鳞屑在急性损害不明显，慢性损害较明显。随病情发展，红丘疹渐扩大融合，形成斑块，小如钱币状，大如地图状，也有同时出现外周扩大中央消退而形成环状的斑块形态。此外尚有反向性、脂溢性、湿疹样、光敏性和尿布银屑病等寻常型银屑病的亚型。

寻常型银屑病为发病率最高的一型银屑病，但在某些激发因素下，寻常型银屑病可能会转变为其他严重型的银屑病。许多因素均可引起银屑病病情加重，由寻常型转变成其他类型。这些因素一般可分为两大类。

第一类为药物及治疗因素，包括服用其他药物或药物过敏引起的同形反应，如口服避孕药、抗疟药、锂剂、碘化物、β受体阻断剂、血管紧张素转化酶抑制剂、非甾体类抗炎药（布洛芬、萘普生）、肉毒毒素 A、外用药刺激（蒽林、焦油等）、大剂量的紫外线照射、以各种方式应用的糖皮质激素或突然停用糖皮质激素等。

第二类属于自身及物理因素，如某些生理、病理状态（怀孕、甲状旁腺术后引发的低钙血症、甲状旁腺功能减退、微生物感染包括链球菌和人类免疫缺陷病毒等）；此外，过量饮酒、皮肤外伤、精神压力、季节和气候的改变（天气过于炎热或寒冷）等均可导致寻常型银屑病向脓疱型银屑病、红皮病型银屑病转化。

得了银屑病往往影响面容外观，患者心理负担很大，有时为了面试或出入一些重要场合等原因，要求医生把病尽快治好，这时医生有可能会选用激素治疗，因为激素治疗起效快，疗效好。此外，有些不正规的医院或私人诊所打出的"祖传秘方"里可能也含有激素，患者用了以后见效很快，但停药后复发也快，并且炎症加重、皮损更多、治疗更困难，严重的可以出现脓疱。另外，长期外用激素，无意识地换药或停药，也会发生脓疱型银屑病。总之，只要激素用量波动足够大，就会导致患者病情加重，以致出现脓疱型银屑病的改变。因此，如果银屑病患者用了激素，在医生的指导下正规地逐渐减量就可避免这一情况的发生。当然，有些患者可能没使用激素也会出现泛发性脓疱型银屑病的改变，如外用刺激性强的药物、感染等。但不正规地使用激素仍然是目前寻常型银屑病转变为脓疱型的主要原因之一。

（1）点滴状银屑病。点滴状银屑病是以皮损形态为命名进行分类的一种类型，"点滴"这个词来源于希腊文的"滴"。皮疹为独立的点滴状红斑丘疹，分布于全身皮肤，以躯干和四肢较多见，有时候也可见于头皮。常发生于新发、初发的寻常型银屑病患者，尤其见于儿童和青少年患者；在寻常型银屑病愈后复发，或由静止期、消退期突然转为进行期也可出现点滴状皮损。有报道约有1/3的点滴状银屑病可发展成斑块状银屑病。部分点滴状银屑病具有自限性，常在起病3~4个月后消退。

许多皮肤科医师认为点滴状银屑病与β溶血性链球菌产生的超抗原有关，这些链球菌感染可表现为咽炎、扁桃体炎或其他部位的皮肤黏膜炎症。通常在感染后2周发病，应用抗生素，如青霉素、红霉素等治疗有效。

（2）斑块状银屑病。斑块状银屑病是临床上最常见的寻常型银屑病皮损类型，将近80%的银屑病患者属于斑块状银屑病。表现为大小不等的红色或暗红色斑块，边界清楚，周围绕以炎性红晕，表面覆以干燥的云母状鳞屑。刮除鳞屑后，显露色红光亮的半透明薄膜，再刮除薄膜则可见小出血点。多层银白色鳞屑、光亮薄膜和点状出血是本病的特征。皮损多发于肘膝关节伸侧、头皮和腰背部。但也可以发生于身体的其他部位。常常有不同程度的瘙痒，从明显的瘙痒到无瘙痒。

斑块状银屑病是慢性病程的主要皮损类型，故称之为慢性斑块状银屑病，多由点滴状皮损发展而来。值得注意的是，少许新发的寻常型银屑病为斑块状银屑病。慢性斑块状银屑病皮损炎性症状加重、扩大，或突然出现点滴状银屑病皮损，往往说明患者病情转为进行期，可能与上呼吸道β溶血性链球菌感染、劳累、紧张等全身因素有关。

（3）反向性银屑病。寻常型银屑病的皮损一般好发于四肢的伸侧，如肘关节和膝关节伸侧和躯干的背侧。而反向性银屑病属于一种特殊部位的寻常型银屑病，发生于腋窝、乳房下、腹股沟、臀间沟、阴股部（外阴和两大腿内侧）、肘窝、脐窝、腘窝等皮肤皱襞部位，皮损表现为有光泽的红斑，无典型的干燥云母状鳞屑，鳞屑极少，又称屈侧银屑病。由于这些部位较多汗潮湿，摩擦频繁，易产生浸渍、皲裂，表面湿润，甚至有渗液、糜烂和黄色油腻性痂皮，使银屑病皮损的特点荡然无存，然而，边界清楚的红斑仍是银屑病诊断的依据之一。同时，往往能在寻常型银屑病常见的发疹部位，如头皮、四肢伸侧及背部发现典型的银屑病皮损，鳞屑性红色丘疹或斑块。

由于这些部位通风少，潮湿，加之银屑病治疗多用激素，很容易发生真菌感染，加重银屑病皮损，造成恶性循环。因此要注意防治真菌感染。

2. 脓疱型银屑病

脓疱型银屑病临床上较少见，占 0.77%。分为局限性和泛发性，局限性又包括掌跖脓疱病和连续性肢端皮炎（肢端脓疱病）。泛发性常由于妊娠、感染、皮质激素等因素诱发，或由寻常型银屑病发展而成，表现为皮损上 2~3mm 大小的黄色浅表性脓疱，可发生于全身各处，不同程度泛发。严重者有发热等全身症状。

脓疱型银屑病是一种以局限性或泛发性无菌性脓疱为主要特征的特殊类型银屑病，病理表现为银屑病的基本改变，炎症反应和微脓疡比寻常型银屑病明显，形成肉眼可见的脓疱。虽然在银屑病患者中所占的比例不到1%，但此病治疗困难，病情严重时伴有多脏器受累，甚至可以危及生命，因此脓疱型银屑病是皮肤科的少见病，也是疑难杂症。

目前将脓疱型银屑病分为两大类：局限性脓疱型银屑病，包括掌跖脓疱病和连续性肢端皮炎；泛发性脓疱型银屑病。

泛发性脓疱型银屑病有 5 个临床类型：急性泛发性脓疱型银屑病、环状脓疱型银屑病、妊娠期泛发性脓疱型银屑病、儿童脓疱型银屑病以及泛发性脓疱型银屑病的局限型。

脓疱型银屑病各型临床特点有所不同，但时常发生转型，甚至重叠存在。掌跖脓疱病的患者经常接着发生寻常型银屑病；连续性肢端皮炎常常伴发严重的泛发性脓疱型银屑病；急性泛发性脓疱型银屑病后期皮损会转变成环状脓疱型银屑病，再进一步缓解；泛发性脓疱型银屑病的局限型常常在寻常型银屑病皮损和脓疱型皮损之间互变。泛发性脓疱型银屑病严重病例的皮疹消退，常常会经过一段时间的红皮病型银屑病后，再趋向痊愈的皮肤。伴有全身症状的脓疱型银屑病发作时可出现关节炎的症状，和关节病型银屑病重叠。因此，在银屑病病谱中，脓疱型银屑病是其严重的一型。

脓疱型银屑病属于比较严重的银屑病，发生的诱因与寻常型银屑病相似。常见诱因有感染、糖皮质激素的减量过快或骤停（包括口服或大面积外用）、药物（比如氯喹、青霉素、普萘洛尔、锂、特比萘芬等药物）、预防接种、外伤、紧张劳累、妊娠以及精神创伤等。

1910 年首次报道的泛发性脓疱型银屑病（von Zumbusch型脓疱型银屑病）是 1 例多年的寻常型银屑病患者，突然出现全身皮肤的红斑脓疱，伴有发热等毒性症状，反复发作，最初发作出现于应用焦性没食子酸后，但后来的复发无明显诱因。此患者 9 次被 Von Zumbusch 收治住院，仔细观察后以综合征为名做了报道。

20 世纪 60 年代后，英国首先报道激素应用与脓疱型银屑病有关。国内某医院对 1997～2007 年住院和门诊的 225 例脓疱型银屑病病例进行了研究，发现有明确发病诱因者 163 例，占 71.49%。发病前有感染史者 67 例，其中单纯疱疹 1 例，结膜炎 1 例，尿路感染 2 例，其余为上呼吸道感染；糖皮质激素不当使用（包括口服糖皮质激素的不规则撤药和大面积外用）52 例，其他依次为生活起居（包括：喝酒、食海鲜、受潮、精神紧张、劳累）、药物、外伤、内分泌因素（妊娠、月经）。8 例儿童患者中，4 例发病前有上呼吸道感染史。研究还将病例按照发病前是否有寻常型银屑病病史分成两组，发现无寻常型银屑病病史、初发即为脓疱的患者最常见的诱因为感染；而有寻常型银屑病病史的患者则多为口服或外用激素的不正规减量所诱发。国内外也有许多临床研究发现激素和感染与脓疱型银屑病的发生关系密切。

但仍有相当部分病例呈突然发病而原因不明。这些结果与国内多数调查一致。

临床观察发现脓疱型银屑病患者发病前可能有全身乏力、畏寒、高热、咽痛、关节痛、恶心、厌食等不适以及皮肤烧灼样感，医学上称之为前驱症状。急性泛发性脓疱型银屑病往往起病比较急剧，前驱症状时间较短，1～2 天内即出现脓疱的皮疹。

国内一家医院分析的 225 例泛发性脓疱型银屑病病例中，有 60 例患者发病前有不同程度发热，占 26.67%，最高体温可超过 40℃。另有 16 例患者自觉发冷、寒战，占研究对象的 7.11%。还有 28 例患者感到咽痛，约占 12.44%。出现关节症状的患者共有 73 例，也占有相当大的比例，达到 32.44%，多为不对称的周围关节痛，比如手指、足趾等小关节不同程度的疼痛肿胀。还有不少患者伴有乏力、恶心、厌食等非特异性的不适感，研究中共计 80 例，占到 35.56%。

地图舌与脓疱型银屑病有关系，地图舌表现为舌背、舌边或舌尖上出现边缘呈白色而中央为无舌苔的红色地图形状或环状、多环状斑片，在唇部、颊黏膜或上腭也可出现这种损害。一般无明显自觉症状，进食时轻度刺痛，触觉敏感。舌头表面的地图形状会发生变化，出现游走或移行，也可自行消退或再次复发。脓疱型银屑病患者可出现地图舌改变，且与银屑病皮损病程有一致性，即皮损好转时，地图舌往往消退，提示这两种症状有一定的关系，脓疱型银屑病的地图舌已被证实有典型的银屑病病理表现，因此地图舌是疾病的一部分，可成为疾病或机体状况的一个指示剂，给予治疗指导。在 2 例泛发性脓疱型银屑病，以及 1 例顽固性肢端皮炎型泛发性脓疱型银屑病患者中见到伴发地图舌（其中 1 例还伴裂纹舌或阴囊舌，即舌背有许多沟纹），这 3 例患者都曾有食管的灼痛，经胃镜检查 3 例均有明显糜烂性胃炎。推测是脓疱型银屑病累及食道黏膜之故。

妊娠期脓疱型银屑病对胎儿的影响主要包括以下两方面：一方面是母体对胎儿的影响。首先由于患病给孕妇造成的影响，如高热、食欲减退、大量脱屑导致的蛋白水平的降低等，可能会影响胎儿的生长发育。孕妇患脓疱型银屑病时很多影响胎儿发育的治疗药物都不能用，这可能不利于身体的恢复。病情严重或病程较长的患者，可出现胎盘功能低下、发育缺陷，甚至发生胎死宫内或新生儿死亡。因此，对于患有脓疱型银屑病的孕妇，在怀孕晚期一定要严密检测胎儿和胎盘的功能情况，一旦发现问题，要及时终止妊娠，这样不仅有利于银屑病的治疗，也可以防止其对胎儿的影响。

同时，妊娠期发生脓疱型银屑病，大多数系统性抗银屑病药物在妊娠头 3 个月使用时，发生先天畸形的危险相当高；有些药物在妊娠期使用，对胎儿胎盘都有毒性作用。氨甲蝶呤、维 A 酸、光化学疗法、雷公藤、甲砜霉素、环孢素以及维生素 D 衍生物等都应在妊娠期银屑病妇女中禁用。因此治疗是非常棘手的，为了安全起见，激素类以醋酸泼尼松用于孕妇危险最小。近年来有报道，静脉注射免疫球蛋白反应良好；还有生物制剂应用的报道，但主张慎用不用的为多。

另一方面是怀孕期间发生脓疱型银屑病是否会遗传给胎儿呢？银屑病虽然与遗传相关，但并不是单基因遗传病，它的发生受遗传、环境和免疫等多种因素影响，因此，无法预测此时出生的小孩将来是否会发生银屑病，而是与孩子将来成长的环境及自身的免疫力密切相关。有的人虽然携带有银屑病易感基因，如果免疫功能平衡正常，无诱发因素，完全可以终生不发病。

3. 红皮病型银屑病

红皮病型银屑病占 0.98%，可由严重的银屑病或脓疱型银屑病发展而成，或较罕见的为原发性的红皮病。几乎全身皮肤受累，超过 90%，但常有边界很清楚的小片正常皮肤存在，称为皮岛。急性红皮病型银屑病常伴发热、畏寒、头痛等全身症状，白细胞计数可增高。

红皮病型银屑病属于严重型的银屑病，皮疹泛发，累及头面部、躯干和四肢，皮损面积达到全身体表皮肤的 90% 以上。急性期时皮损炎症明显，鲜红肿胀，皱褶部位如腋下、腹股沟皮肤裂开渗出，伴有高热等全身症状。慢性期皮损色变暗，大量脱屑，每天脱屑可达 20 ~ 30 克，手足可呈手套袜子样的大片脱屑，故又称红皮病为剥脱性皮炎。全身皮肤干燥紧绷，瘙痒难忍，可出现眼睑外翻，不能完全闭合，导致结膜炎。患者常伴有脱发，甲营养不良，甚至指（趾）甲完全脱落。

红皮病型银屑病多由寻常型银屑病皮损加重扩大而逐渐形成，或因治疗刺激引起，某些情况下由脓疱型银屑病转变而来，极少数病例不明诱因突然发作。

红皮病型银屑病患者极易出现代谢紊乱的并发症，持续、广泛的皮肤炎症反应对于机体的体温调节、心血管系统、水电解质及蛋白质的代谢等有着极为严重的影响。严重的红皮病患者存在体温过高、皮肤血管扩张、心脏输出增加等改变，如果这些改变持续存在，可出现体温过低，可出现高输出量的心力衰竭。大量表皮脱失导致蛋白质缺失，低蛋白血症会加重因皮肤炎症本身引起的水肿、心脏衰竭，老年患者更容易出现贫血。红皮病型银屑病患者皮肤的屏障受损，经表皮水分丢失增加，如果水分的摄入不足，可能导致脱水等水电解质紊乱的情况，危及生命。更为严重的并发症是红皮病患者抵抗力低下，易受感染。

4. 关节病型银屑病

关节病型银屑病，在 1984 年全国银屑病调查中占全部银屑病患者的 0.69%，在上海华山医院皮肤科资料中占 3.3%，大多数表现为在有银屑病皮疹的同时出现关节炎症状。

银屑病中关节病型银屑病和银屑病性关节炎是一样的，只是不同的名称，又可称银屑病性关节病。临床主要特征为有银屑病或有银屑病史的患者，伴发非对称性外周多关节炎，大多以累及远端小关节为主，伴有指（趾）甲损害，在实验室检查方面类风湿因子为阴性。本病与类风湿性关节炎较相似，但后者多侵犯近端小关节，不伴发皮损，类风湿因子阳性。关节病型银屑病占银屑病患者的 0.069%；其中 75% 的患者先出现皮损，后出现关节炎，15% 的患者则是先出现关节炎，后出现皮损，剩下 10% 的患者则皮肤和关节症状同时出现，因此也极容易被误诊，尤其在未出现皮损时，往往会先考虑其他关节方面的疾病。因此对于关节病的患者要询问家族史，如有银屑病家族史，就应在诊断上考虑到银屑病的可能。由于关节病常继发于寻常型银屑病或多次反复恶化后，亦可与脓疱性银屑病及红皮病型银屑病并发，而且常伴有全身症状，可长期迁延，治疗较为困难，因此及早发现和诊断极为重要。

银屑病性关节炎的发生，除了遗传因素外，似乎与皮肤银屑病的严重程度密切相关，寻常型银屑病患者中5%~7%伴有关节症状，但在皮损广泛严重的银屑病中高达30%。也就是说，有5%~30%的寻常型银屑病患者发展成银屑病性关节炎，皮损越严重发生率越高。值得注意的是，寻常型银屑病患者不规则地或长期大量使用类固醇皮质激素，包括内服及外用治疗银屑病，如内服泼尼松或地塞米松，肌内注射或穴位注射曲安西龙，或外用强效丙酸氯倍他索等药物后，往往皮损越来越加重，而转变成非寻常型银屑病，包括关节病型银屑病的可能性也随之增多。临床发现，关节病型银屑病患者中1/5曾出现脓疱型皮损，1/10曾出现红皮病改变。有报道在228例脓疱型银屑病住院患者中74例曾出现关节疼痛症状（占32.89%），多为单侧周围关节受累；181例脓疱型银屑病患者中2例伴有关节病型银屑病。由此可见，寻常型银屑病可能转变成关节型银屑病，而较严重的非寻常型银屑病之间，也可互相转换，因此在激素的应用上应该多加注意。

三、银屑病皮疹的特点

寻常型银屑病基本损害初起为红色丘疹或斑丘疹，自粟粒至绿豆大，上覆成层疏松的银白色鳞屑，即使貌似红色表面的皮疹，用指甲搔刮表面后，即出现多层银白色的鳞屑，如同红色的蜡烛搔刮表面时能刮下白色的蜡屑一样，称滴蜡现象。将鳞屑刮除后，其下为粉红色发亮的薄膜，称薄膜现象，轻刮薄膜即可出现散在的小出血点，呈露珠状，称为点状出血现象。因此，我们把滴蜡现象、薄膜现象、点状出血现象看作银屑病皮肤症状的三大特点。

对一些特殊类型的银屑病来说，虽然各有其特殊性改变，但检查时仍会出现上述典型表现。不过银屑病的典型皮疹会随着病情改变和部位不同而有所不同。例如鳞屑在经常清洗的面部及易受摩擦的皱褶部位几乎没有，而在四肢关节伸侧，如肘膝关节部位则较厚；蛎壳状银屑病的鳞屑为非银白色，且紧密黏着，则是由于皮损炎症明显，并有渗出，使鳞屑变色结成硬壳状的痂。

银屑病是一种表皮角质形成细胞分裂、增殖过度的疾病。正常的表皮细胞每天都在新陈代谢，不断更新人体的皮肤，整个过程约为 28 天，因此每天都有细胞脱落，但由于量少，加之皮肤滋润，不易察觉，只有冬天，或皮肤干燥的老年人，才看得到脱落的皮屑；就如头发、指（趾）甲，是皮肤的一部分，每天都在生长，但不会自行脱落，要靠人们剪去。但是在银屑病的皮损处，这个周期仅为 3 ~ 4 天，细胞分裂太快，生长周期明显缩短，也就是说其表皮细胞尚未完全成熟便被推移到了表皮的最外层——角质层。这种不成熟的细胞互相之间的结合是疏松的，不像正常皮肤的角质层那样排列整齐紧密，其间隙内夹杂着大量的空气，可以在光线的折射下呈现银白色的外观；也因为结合疏松，皮肤的屏障保护功能是缺乏或降低的，很容易被抓掉、刮落。因此，在银屑病患者身上便看到了一层又一层云母状松散的白屑和纷纷扬扬的银白色"雪花"。

正常皮肤真皮、表皮之间呈有规则的波状曲线相连接，表皮下伸部位称表皮突，真皮突起部位称真皮乳头。寻常型银屑病的皮疹病理表现为表皮的棘细胞层增生变厚，表皮突延长，其下端类似棒槌样结构；因此皮损呈斑块状，有浸润感。正常皮肤每个真皮乳头内均有 1 个毛细血管袢，呈发夹状弯曲，以供表皮的营养生长，如果皮肤擦破至表皮，仅出水或少量出血；但银屑病皮损中，真皮内有数目不等的炎症细胞浸润，真皮乳头内的毛细血管在病理因素下，出现明显增生、扩张、纤曲、充血，形成鹿角状、线团状，所以皮疹会很红，临床上出现红色薄膜现象，刮除真皮乳头变薄的表皮后，乳头内扩张增生的毛细血管就会刮破出血，表现为针尖大小的点状出血，出血量比正常皮肤同样被擦破时要多得多。

四、银屑病瘙痒

银屑病的皮疹一般伴有不同程度的瘙痒，这是由于银屑病的皮疹有炎症，同时因皮损的角质层细胞角化不全，排列疏松，正常的屏障功能破坏，皮肤水分丢失过多引起皮肤干燥，使患者皮肤产生瘙痒感觉；而且干燥的皮肤对于外界的刺激较为敏感。病情为进行期的患者由于皮损泛发、炎症干燥明显或受到药物等外界因素的刺激，或者由于患者皮肤感觉的敏感性增高，这时就会有比较严重的瘙痒感觉。

因此对于有瘙痒的患者，要尽量避免刺激性强的外用药，及时停用可能刺激皮肤引起瘙痒的各种治疗。对于皮肤干燥、皮屑较厚者应配合治疗，给予沐浴或湿毛巾擦洗，随即给予润泽保护性的制剂，如凡士林软膏、尿素乳膏等，作为基本的皮肤护理，在此基础上，再用治疗性的药物，如外用皮质激素等消炎软膏；切忌使用水溶液、酒精类制剂的外用药物。对于皮疹瘙痒较严重的患者，特别是炎症较重、影响睡眠者，应辨证施治，或改变方案，采用抗炎作用更强的抗银屑病治疗药物。

五、银屑病的进行期和静止期

银屑病的进行期是皮损的急性发生阶段，特点是新的皮损不断出现，原有的皮损也可以不断扩大，进行期皮损炎症比较明显，常表现为鲜红色，上面覆盖有较厚的、疏松的、容易脱落的银白色鳞屑，皮损的周边常有一圈红晕，常伴有瘙痒。此时易发生同形反应，即在擦伤、注射、手术切口等损伤部位的正常皮肤上出现银屑病皮损，也可继发于其他皮肤病或瘢痕处。

银屑病的静止期则是指病情稳定，炎症停止发展，无新皮疹出现，但是旧皮疹也不见消退，又称稳定期。当皮损逐渐缩小、变平，红晕消退，鳞屑减少，直至皮损完全消失，留有色素沉着或色素减退斑，此期谓消退期。静止期和消退期一般不发生同形反应。

这三期皮损时有重叠存在，即新皮疹出现的同时，原来的皮损或停止发展而处于静止状态，或有少量皮损已开始逐渐消退，评判时以多数皮疹的状态为主。

六、银屑病甲

银屑病患者出现指甲损害时有时容易误诊，有时也能为我们诊断银屑病提供依据。临床观察发现，约有50%的银屑病患者有指（趾）甲损害，特别是脓疱型银屑病患者，几乎均伴有点状凹陷，甲板不平，同时失去光泽，有时甲板可出现纵嵴、横沟、混浊、肥厚，游离端与甲床剥离或整个甲板畸形或缺如，有时呈甲癣样改变。各型皮肤银屑病均可累及甲，并常伴有银屑病性关节病，但发病率各不相同。甲板点状凹陷是最常见的改变，甲变色、甲下过度角化及甲剥离也很常见，偶有破裂出血。甲床与甲母质的纵向活检证实了这些改变：甲母质部位的银屑病会出现甲板的点状凹陷、嵴和沟，而甲剥离、甲下过度角化及破裂出血是由于甲床或甲母质部位银屑病引起的。由于银屑病甲的病变部位有微循环障碍，局部营养不良，抵抗力低下，经常可能受到真菌感染而发生甲癣，进而加重银屑病病变。因此，在发生银屑病甲病，或甲周发生银屑病皮损时，可常用抗真菌的软膏，防治癣病。

七、儿童银屑病特点

儿童银屑病与成人银屑病的不同之处在于女性患者为多，发病与链球菌感染、遗传因素更为密切。华山医院皮肤科对专病门诊观察的292例儿童银屑病进行分析，发现儿童患者男女比例为 1∶1.3，同期成人银屑病患者 1699 例，男女比例为 1∶9.1，与全国 1984 年的银屑病调查资料及其他国内外文献的大多数结果一致，认为女性发病较早可能与女性发育较早有关。该组患儿 18.1% 有家族史，而成人为 13.8%。多数患儿发病前有扁桃体炎或上呼吸道感染史，半数以上的患儿伴有扁桃体慢性肿大，而成人组的发病诱因以精神因素为多见。皮损以寻常型、点滴状为主，皮损较薄，鳞屑较少。关节炎及甲损害的发生明显少于成人组。儿童非寻常型银屑病中以脓疱型为多，而成人则以红皮病型为多，关节病型次之，脓疱型居第三位。儿童银屑病严重性比成人低，通常不直接危及儿童的生长发育，但疾病消耗会引起体质下降，可能间接影响生长发育。由于初发皮疹常随感冒发热之后出现，而且皮疹与其他原因造成的皮疹（病毒性、药物性等）非常相似，所以容易被忽略或误诊。

第三章
银屑病的诊断

一、银屑病的诊断依据

　　银屑病的诊断主要通过体格检查，对于红斑鳞屑性皮损，根据银屑病皮损的三大特点，即银白色鳞屑、红色光亮薄膜、点状出血，能够较容易诊断。因为银屑病皮损好发于头皮、肘膝关节伸侧和腰背骶尾部，但常常被患者自己疏忽；当出现一枚红斑不易诊断时，检查这些部位可对诊断提供较可靠的依据。有时，头皮出现皮屑增多或真菌样改变，很难判断，较多的指甲点状凹陷可被视为银屑病的早期症状。

　　因某些皮肤疾病极易与银屑病混淆，所以，当诊断较为困难时，有必要获取一小块皮肤组织依赖显微镜来明确诊断，这就是"皮肤病理活组织检查"。

　　目前尚无可靠的血液学检测来明确银屑病的诊断。

　　特殊部位的银屑病通常缺乏银屑病的某些典型表现，如头皮银屑病，表现为大片损害覆有极厚的鳞屑，难以祛除鳞屑显现点状出血；面部银屑病皮损因每天多次洗脸，常常少有鳞屑；掌跖部层层鳞屑黏着而不疏松，常伴皲裂；腋窝、腹股沟、乳房下、外阴部及臀部皮肤皱褶处的银屑病，因潮湿摩擦，光滑而无鳞屑，常有浸渍和皲裂，红斑损害边界清楚。

临床上还存在一些皮疹变异的银屑病类型，如脂溢性银屑病，有时可能是寻常型银屑病合并脂溢性皮炎，皮疹多分布于面部鼻唇沟、眉部、头皮部等皮脂溢出部位，红斑表面覆有黄色油腻的鳞屑，还可在身体的皱襞部位呈现大片红斑；蛎壳状银屑病见于少数患者，皮损有糜烂和渗出，受浸润的银白色鳞屑干燥后形成多层褐色的痂皮，重叠堆积，类似蛎壳；疣状银屑病是多见于四肢伸侧的褐色疣状斑块，顽固不退，瘙痒明显，往往在身体的其他部位尚有典型的银屑病皮损。

二、寻常型银屑病的鉴别诊断

寻常型银屑病特征性的皮疹一般足以正确诊断，但在一些非典型、特殊部位的皮肤病损害或是当银屑病并发于其他疾病时，需要和以下几个相似的疾病区分。

脂溢性皮炎的皮疹颜色淡红，没有明显的边界，呈糠状鳞屑。

湿疹，特别是局限于腿部时，有时会表现出银屑病样的特征，而掌跖部角化过度的湿疹也容易导致误诊，需要和寻常型银屑病相鉴别。

腿部、阴茎和掌部肥厚的扁平苔藓，常常可发现紫罗兰色，表面有光泽并含有特异性条纹的小丘疹，或口腔累及，这些特征能将扁平苔藓和银屑病区分开来。

头皮和肘部的单纯苔藓与银屑病的表现极为相似。

慢性苔藓样糠疹与点滴型银屑病类似，但分布以屈侧为主，皮疹以棕红色或橙色为主，鳞屑白色黏着。

皱褶部位的白色念珠菌感染呈现银屑病样的红色，但鳞屑分布在皮疹外周，周边有小的卫星样皮疹。

股癣的边界清楚，呈多环状，但掌部红色毛癣菌感染与银屑病较难以区别，特别是外用糖皮质激素后鳞屑消失，可能需要显微镜和组织培养来区分。

二期梅毒银屑病样的皮疹，往往同时伴有黏膜湿疣皮疹和掌跖部梅毒特征性的改变。

掌跖部位的汗孔角化症、Bowen 病、Paget 病和阴茎增殖性红斑，蕈样肉芽肿的斑块期与银屑病均有一定的相似之处，需要皮肤活检以区分于寻常型银屑病。

三、红皮病型银屑病的鉴别诊断

红皮病型银屑病多由寻常型银屑病发展而来，以泛发的红斑、鳞屑为主要特征，起病缓慢亦可突然发病。临床上，红皮病型银屑病多需要和其他原因引起的红皮病相区分。较为常见的引发红皮病的皮肤病如下。

1. 特应性皮炎

发病前多有特应性皮炎的典型特征，病史较长，有包括哮喘和过敏性鼻炎的个人史或家族史。部分患者可有结节性痒疹存在。血液检查可发现过敏体质的指标。

2. 毛发红糠疹

大片红斑上覆有糠状鳞屑，同时可见毛囊角化性丘疹，呈鸡皮样外观，皮疹颜色带有橘皮色，而且毛发红糠疹引起的红皮病多有正常皮岛，在岛状正常皮肤周围可见有特征性的毛囊角质栓。可行皮肤病理活组织检查证实。

3. 药物性红皮病

多无其他皮肤病史，服药后 2~6 周出现，从麻疹样或猩红热样皮疹发展而来，面部肿胀。

4. 特发性红皮病

多发生于老年患者，病程进展缓慢，瘙痒严重。掌跖角化明显，常伴有淋巴结肿大。

其他还可引发红皮病的疾病有：T 细胞淋巴瘤，泛发的接触性皮炎，疱类皮肤病，先天性鱼鳞病等。这些疾病多伴有特征性的皮疹，必要时可以通过皮肤病理活组织检查加以明确。

四、为什么要让医生了解自己的既往病史

综合判断、用药兼顾、避免危险是治疗的底线。如果患者故意隐瞒自己的病史，无异于拿自己的生命开玩笑。

就诊时，患者要主动告诉医生自己患过什么病以及现在的状况。首先，这样可以使医生对你的身体状况有更全面的了解，有助于综合判断，综合治疗。其次，让医生尽量了解你身

体的状况，特别是会影响到生命安全的重大疾病，如心脏、肾脏、血压等情况，这也是对自己负责。如果隐瞒，医生用药没有兼顾的话，或许会造成严重的后果。

五、为什么要求停药一个月再来面诊

停药指的是在接受面诊之前，先要把以前你在别的地方、别的医生给你用过的治疗方法，包括内服药、外用药和理疗的方法全部停掉一个月。为什么要这么做呢？

首先，以前内服、外用的药物或者其他治疗手段如激素、光疗等都会对患者的皮损有影响，会给医生造成假象，从而影响医生对皮损本质情况的判断，也会影响医生对患者本来身体状况的判断，自然会影响到医生的治疗方法和策略的制订。总之，对着假象做出的判断是不准确的。

其次，当前很多治疗方法针对的都是疾病这个结果，用药以寒凉为主，压制人体的反应能力，而温通法正好相反，它针对的是人体本身，是让人体的正常功能慢慢恢复，从而使疾病自然痊愈。如果停药时间不够长，直接接受温通法的治疗，那么新的治疗不是在疗病，而是在治疗以前药物带来的问题。而这个问题，完全可以不用药自身代谢掉，所以这时的用药其实意义不大。

最后，如果停药时间不够长就直接接受温通法治疗的话，很可能会出现这样的情况：用药之后，身上马上会有很多新皮损——这是因为以前的药把皮损压住了，现在方向变了，不压制了，皮损就会马上反弹。但患者并不认为这是原来的药停掉后出现的"反弹现象"，却以为是新的治疗方法导致的结果，这就会给患者带来紧张、焦虑、恐慌，对温通法产生怀疑和动摇，不利于后续的治疗。

基于此，我们要求先把原来的药停一个月，让疾病在没有药物干扰的情况下，尽量恢复到自然的状态，然后再开始治疗，这样更有利于医生的治疗和增强患者治疗的信心。

六、停药一个月后，皮损大面积复发怎么办

首先明确一个概念，复发指的是疾病已经治疗好了以后再次发病，而疾病的治好并不仅仅是看皮损有没有，这一点在温通法体系里是有严格界定的。

停掉以前不恰当的药物，皮损的反弹不能叫复发，因为疾病本来没有被治好，所以这个问题应该改为"停药以后，有很多新发的皮损怎么办"。

患者一定要明白这是正常现象。原来的皮损为什么会减少，原因是被药物或者其他手段压制住了，不能表现出来，但身体并没有变好，现在不用药物压制了，自然就又出来了；或者由于之前的治疗方法不当伤及身体，皮损会出得更猛，这是很自然的。那么，我们该怎么办呢？

如果皮损对于生活或者生命影响不大的话，建议只是观察、等待，让皮损尽情地表现到最自然的状态，这样有利于医生的准确判断和以后系统地治疗。如果反弹的皮损太多影响到

了生活，我们可以配一些外用的中药药膏做应急处理，或者抹食用油进行缓解。在此期间，要积极地看书、加微信群来关注和学习温通法，为以后的治疗做好准备。

第四章
银屑病的一般治疗

目前西医观点认为，对银屑病患者而言，治疗银屑病最为理想的状态就是存在某些特效药物，能够彻底清除疾病而没有任何的不良反应，然而，目前尚未有这样的特效药物能够治愈银屑病，皮疹可以在几个月甚至几年中完全消失，在某些状态下又会复发，因此，对绝大多数患者而言，银屑病处于一种慢性的、终生存在的、复发和缓解交替出现的疾病状态。虽然某些极少数患者确实存在治疗后皮疹再未复发的情况。

尽管银屑病尚无特效药可治，一个有效的治疗方法仍然可以在尽可能减少不良反应的前提条件下，使患者达到明显的缓解，减少复发，在医学发展的现阶段，银屑病患者应该积极就诊，选择一个适合自己的治疗方案，而不是一味地尝试许多吹嘘可根治银屑病的非正规疗法。轻度银屑病患者接受外用治疗一般即可得到较好的疗效，蒽林、他扎罗汀、钙泊三醇在治疗后可达到长期缓解；皮质类固醇起效很快，但缓解时间较短，持续治疗后药效降低，而使病情不易控制。

倘若仍无控制，光疗法是另一个很好的选择，煤焦油外用联合光疗治疗更容易达到较长时间的缓解。对中重度银屑病患者而言，多需要系统治疗，口服维 A 酸、环孢素或氨甲蝶呤，维 A 酸的疗效可持续 3 个月或达到更久的缓解，环孢素或氨甲蝶呤的缓解时间略短些，但这些药物长期口服均有一定的毒副作用。近年来，新型生物制剂的研发，为银屑病患者带来了新的希望，类克、阿法赛特、依那普利等均可延长缓解期，一项对阿法赛特的研究发现，治疗后的缓解时间长达 7 个多月，生物制剂相对较为安全，但治疗范围仍有严格的指征，并且远期的毒副反应仍在继续观察之中。

由此可见，没有治愈银屑病的特效药，但是，凡此种种的银屑病治疗对于每个患者而言，选择制订适合个体情况的治疗方案，就是此人此时治疗银屑病的特效药。

中医观点则不同，中医认为银屑病病因明确，病机清晰，只要辨证准确，医理自成体系，用药精当，银屑病完全可以控制或治愈。

一、西医对银屑病的治疗有哪些方面

银屑病的西医治疗主要包括外用药治疗、系统治疗和物理治疗三大类。

1. 外用药治疗

目前临床上应用较多的外用药物包括糖皮质激素软膏、维 A 酸（0.025%~0.1% 维 A 酸酯和 0.05%~0.1% 他扎罗汀凝胶或乳剂）和维生素 D_3 衍生物（卡泊三醇软膏和他卡西醇软膏），其他一些传统的制剂有 2%~10% 的煤焦油、蒽林软膏、硫黄水杨酸软膏和10%~15%的喜树碱，这些药物临床上虽然目前较少使用，但和皮质激素等药物联合使用，既可增强疗效，也相对减少了药物各自的使用剂量，从而避免了不良反应的产生。

2. 系统治疗

银屑病的系统治疗包括糖皮质激素、免疫调节剂和一些其他药物。寻常型银屑病不得使用糖皮质激素，而对于非寻常型的红皮病型，或脓疱型，或关节病型银屑病在其他治疗无效时，可选用糖皮质激素，但不应作为常规治疗，同时需逐渐减量。

免疫调节剂共有四大类：氨甲蝶呤类细胞毒性药物、维A酸类药物、雷公藤和环孢菌素类免疫抑制剂。药物长期使用均有一定的毒副作用，应在专业医生的指导下使用。

其他药物还包括中草药、普鲁卡因静脉封闭等，常与其他治疗联合。

3. 物理治疗

银屑病的物理治疗主要是光疗法，包括窄谱中波紫外线照射、光化学治疗、煤焦油光疗。激光疗法，有脉冲染料激光、308nm准分子激光等。中药熏蒸或浴疗常和口服中药治疗或其他各种治疗联合应用。腹膜透析、血液灌流联合血液透析治疗严重的，或合并肾损害的银屑病，虽然有报道，但鉴于这一疗法严重的不良反应和并发症，故只能是不得已而为之的治疗，尚不能成为银屑病的常规疗法。

二、传统中医如何辨证治疗银屑病

中医药治疗银屑病已有上千年的历史，在中医文献《黄帝内经》等古籍中对银屑病均有"白疕""蛇虱""松皮癣"的论述，如《医宗金鉴》中记载："生于皮肤，形如疹疥，色白面痒，搔起白皮，由风气客于皮肤，血燥不能荣养所致。"此段文字生动地记载了银屑病的临床表现和病因病机。

目前银屑病的中医辨证论治各家分型较多，综合可分为以下几型。

1. 血热型

血热型多见于银屑病进行期，表现为皮损鲜红，皮疹不断增多，瘙痒剧烈，露滴现象明显，有同形反应，常伴有心烦，失眠，口干渴，大便干结，小便短赤，舌红苔黄，脉滑数。治宜清热凉血解毒。常用清营汤合治癣汤加减，如水牛角、丹参、白花蛇舌草、虎杖、生地黄、玄参、蒲公英、丹皮、紫草、白鲜皮等来配方治疗。

2. 血瘀型

血瘀型多见于病程较长，反复发作的寻常型银屑病，亦见于关节病型银屑病。表现为皮损暗红、肥厚，鳞屑较厚，或伴关节活动不利，面色晦暗。舌暗红，可见瘀点瘀斑，脉涩。治宜活血化瘀润燥。常用血府逐瘀汤加减，如桃仁、红花、丹参、三棱、莪术、玄参、麦冬等配方治疗。

3. 湿热型

湿为阴邪，其性黏滞，难以速去。故此型多见于缠绵难愈者，亦见于掌跖脓疱型银屑病。表现为皮肤潮红肿胀，红斑上可见脓疱，皮损多发于掌跖和下肢，遇阴雨天病情往往加重。伴体倦乏力，纳呆，便溏，舌红，苔黄腻，脉滑数。治宜清热利湿解毒。常用散风苦参汤加减，如川草薢、黄柏、白鲜皮、生苡仁、土茯苓、金银花、车前草、白花蛇舌草等配方治疗。

4. 火毒型

火毒型多见于红皮病型银屑病。表现为全身皮肤弥漫潮红，常伴有发热，口干渴，心烦失眠，大便干结，小便黄。舌绛红，苔黄，脉滑数。治宜泻火解毒凉血。常用黄连解毒汤合五味消毒饮加减，如水牛角、生地黄、赤芍、丹参、丹皮、生石膏、大青叶、紫草、公英、白花蛇舌草等组方治疗。

5. 血虚型

此型相当于缓解期银屑病，病情稳定，皮损为钱币状，或环状，或地图状，鳞屑逐渐消退，皮肤干燥，伴口干舌燥。治宜养血滋阴润燥，常用当归饮子加减，如当归、熟地地、鸡血藤、川芎、沙参、麦冬、乌梅等组方治疗。

6. 脓毒型

此型相当于泛发性脓疱型银屑病，皮损泛发全身，损害上有密集针头或米粒大小脓疱，表面有不典型银屑病鳞屑，同时伴有发热、关节疼痛和肿胀，治宜清热解毒化湿、活血通络。常用龙胆泻肝汤合消毒饮，如玄参、土茯苓、苦参、地肤子、威灵仙和蜂房等治疗。

7. 肝肾阴虚型

此型多见于老年患者，皮损干燥脱屑，基底红，白色鳞屑较厚，瘙痒严重，常伴有头昏、乏力、腰酸背痛、面色萎黄、口干舌燥，舌红少苔，脉细数。常用杞菊地黄汤合二至丸加减，如枸杞子、生地黄、山茱萸、泽泻、茯苓、丹皮、女贞子等配方治疗。

8. 冲任不调型

此型发病多与内分泌功能紊乱有关，女性常有月经不调或经期发病严重，男性常有阳痿滑泻。可用二仙汤合四物汤加减，如仙茅、淫羊藿、黄芩、黄柏、知母、当归、赤芍、生地黄等配方治疗。

9. 风热型

此型常有上呼吸道感染、扁桃体炎或慢性咽炎，与银屑病的发病和病情的加重有显著关系，临床表现为点滴状损害，治宜疏风清热解毒，可选用银翘散合消风散加减，如银花、连翘、桑叶、菊花、牛蒡子、蛇蜕、僵蚕以及大青叶、板蓝根等。

10. 风寒型

此型发病和病情加重常与季节有关，表现为冬重夏轻，皮损红斑色淡、脱屑增厚，瘙痒等。治宜祛风散寒活血，可用麻桂桃红四物汤加减。

银屑病的临床症状千变万化，许多文献报道的各种经验方和有效方药仅是以上中医证型和方药的演变和延伸。关键是正确辨证施治，坚持治疗，患者就能达到较为满意的效果。

三、银屑病治疗过程中的一般问题

1. 银屑病治疗的主体是患者而不是医生

病是自己得的，最终治愈也需要以自己为主才行。前面的问题读后，我们应该知道，银屑病是一种心身疾病，生活方式的各个方面对于疾病的发生起到了关键的作用。疾病是患者之前错误生活方式的一个阶段总结，从这个"结"开始，我们需要猛回头，反思我们哪些生活方式让身体出现了问题，做出适当的调整，让疾病怎么来的再怎么回去，这件事是患者必须亲自来做的，做好了，疾病就可以治愈并且不再复发。所以说，疾病治疗的主体是患者。医生开的药物只是对于既成结果的一个处理，主要的作用是引导患者去认识疾病的来路，引领患者走向健康的康庄大道。所以，医生的角色是教练，而不是治疗的主体。

2. 没有经过乱治的患者更容易康复

临床研究发现，没有经过其他治疗手段乱治的银屑病患者，治疗速度要快一点，效果要好一点。这是为什么呢？我们常讲，病怎么来，让它怎么回去，这是比较直接的道路。但是，如果病进来了，我们不用"见病知源"这种分析方法，而是针对目前的结果去做一些治疗，把病引到很多岔道上走的话，那么病就不容易回去了。

无论是皮损还是出汗，它的表达趋势都是向外的。目前患者能接受到的非温通法的治疗，多数是压制的。如果经过一些压制的方法治疗，再去激发人体向外表达的能力，自然要多费一些工夫了。

3. 有的皮损面积大反而比小容易好

皮损范围比较大、长得速度快、长势比较猛且都是小红点的，这种急性点滴型泛发型银屑病治疗速度的确会快，快到什么程度呢？快到一周之内或者是三两天效果就很明显。这是为什么？

温通法治疗的本质是"气血通畅"，我们治疗的本质是提高人体对于疾病的正常表达能力，从而提高人体的自愈能力。而这种长势好的银屑病，患者本身的表达能力是比较强的，便于发掘提高，所以治疗速度会很快。而范围局限、发展慢、长势缓、颜色晦暗的，正好相反。

4. 初发的银屑病治疗速度就快吗

这个不能一概而论，要分情况对待。初发的银屑病，如果呈急性点滴型泛发型，就容易治疗，速度就快；但如果是局限、肥厚、进展特别慢的类型，治疗也不会很快。

不过，与经过错误治疗的银屑病相比较，初发的银屑病治疗起来还是要快一些，容易一些。

5. 为什么小儿银屑病治疗效果更好呢

虽然小儿银屑病治疗速度的快慢也同样要由皮损的类型来决定，但与成人相比，疗效还是要好一些。

第一，从小儿的身体情况来看，小儿是稚阴稚阳之体，生机比较旺盛。在生长发育过程中，无论在机体的形态结构方面，还是各种生理功能活动方面，都是在不断地、迅速地向着成熟而完善的方向发展。按中医术语讲，就是"脏器清灵，随拨随应"，也就是说小儿本身在生长的过程中，有一些问题你稍微拨一下就会回到正常的轨道上。正如小树在生长的过程中，有点儿偏，你扶一下，它便顺着自己生长的趋势，容易长正。

第二，从心理的角度讲，由于小儿的单纯和天真，他们给自己的心理压力会比成人小得多，周边环境对患儿的心理压力也会稍微小一点。比方有一个患者讲，她小时候上幼儿园，长了银屑病皮损，小朋友们不是用恐惧或者歧视的眼光去看她，而是觉得"你身上长了一朵小花，我身上怎么没有呢"，反而对她产生羡慕，没有世俗的对于这种疾病的厌恶或者恐惧，这不会让小儿的心理产生压力。

第三，儿童年龄小，所以极少有经过多年错误治疗的，或者是拖了多年还没治疗的病例。

第四，儿童得病，家长会更重视。成人自己得了病，有时会拖着不看，即使看了，有些该做到的也由于种种原因做不到。而儿童得了病，家长特别重视，不会拖着不管，对于医生的嘱咐也会认真地对待，帮助孩子去实践，配合治疗更容易到位。

6. 治疗过程中需关注哪些变化呢

治疗中，一定要注意"抓大放小"的原则，最应该注意的是身体整体健康状况的变化。

"精神好不好，出汗匀不匀，皮损薄不薄"，这是关注的重点。对于其他问题，我们要求关注的越少越好，这样越有利于精力集中地去关注更重要的方面，这也是"抓大放小"的意义所在。聚精会神，专心致志，容易让自身的潜力发挥得更好。

在治疗过程中，为什么要把关注皮损放在最后一位呢？

作为患者，在治疗中，更应该关注的是精神和气血的转变。

医生采用口服药、外用药或者生活处方等都是在帮你疏通，患者也应该顺势来关注正常气血。《黄帝内经》中有一句话："思则气结。"皮损是身体不通而生成的结，如果你过分关注它，越关注越结，这与医生的治疗思路是背道而驰的。

而如果你能真正地关注健康和气血，在关注的过程中，皮损会顺带消失，这样的"不治而治"才是中医的正道，请大家三思。

以人为本，长远健康，放眼长效，兼顾速效。只有学会把皮损放在最后一位，或者彻底不关注皮损，你才更容易彻底地治好这个"结"。

7. 关注皮损好坏主要看什么

温通法主要关注皮损的厚薄和聚散。我们把银屑病比作水面上的冰，冰越薄越容易融化，越散越容易融化。对于皮损的数量多少和面积大小，是没有必要关注的。

8. 治疗过程中，感觉皮损增多是怎么回事

如果皮损增多的同时变薄变散，这就是好转的反应；反

之，增多的同时变厚变聚，就是治疗出现了问题。实质上，我们关注的是皮损厚薄和聚散，而不是数量的多少。

9. 如何看疗效？哪些是治疗中的好转反应

第一，"抓大放小"，先看精神、脾胃、气血、出汗等身体整体状况是否在向良性的方向变化。

第二，看身体对于疾病的反应能力是否增强了。比如发热，出现新的、小的皮损，瘙痒等，出现这些体现人机体反应能力增强的征象，都是好转反应。

10. "红痒新小烦" 是什么意思

治疗时，身体由气血不通向正常的气血通畅转变的过程中，可能会出现五种情况，包括皮损颜色变红、全身瘙痒、出现新皮损、新皮损小、出现上火症状。出现了这些情况，患者应该理性地判断，而不要盲目地紧张、怀疑和恐惧。这些情况说明患者对疾病的反应能力在增强。

这些都是疾病由阴转阳的表现，我们常说"阳病易治，阴证难疗"，所以这些都是好转的反应。当然，在变好的过程中，这些反应不一定都要出现，没有出现也不必焦急。

在出现了这些反应的时候，到底是好还是不好，应该综合判断。如果精神、气血和出汗等整体情况都好，那一定是好事；如果精神不好的话，出现了这些表现，就要进一步分析了。

11. 皮损处痒一定是好事吗

对于皮损发痒不能简单地判断是好还是坏，应根据身体的整体状态和皮损变化来判断。痒是介于通和不通之间的中间状态，它有可能走向通，也可能走向更不通。

出现痒的时候，我们需要综合而动态地判断，主要是看精神等整体情况如何，以及皮损是在变薄变散，还是变厚变聚。如果患者曾处于完全不通的状态，那么皮损发痒是进了一步，可以判断是阳，是往自愈的方向走。但如果患者之前是从完全通达的不痛不痒状态，发展变化为皮损发痒，则不可误认为是阳，不可误认为是疾病向好的表现。

总之，多看精神和气血状况，以及皮损的厚薄与聚散，单纯的痒没有判断的意义。

12. 皮损抓破了怎么办

对于很多银屑病患者，皮损抓破是在所难免的，不必紧张，因为抓破以后感染的情况很少，银屑病的患者皮肤很少感染。中医学中有句话叫"随破随收"，就是破了的地方自己就能结痂不会感染，所以不需要做过多的处理。

即使抓破出现了同形反应也不必紧张，因为按中医的五行分类，同形反应属于风象，对于顽固性、阴证的皮损来讲，风可以化寒湿，它会促进治疗的效果。

13. 同形反应可怕吗

同形反应是指正常皮肤在受到非特异性损伤（如创伤、抓伤、手术切口、日晒、接种或有些皮肤病等）后，可诱发与已存在的某一皮肤病相同的皮肤变化（皮损）。

出现了同形反应不必紧张。第一，它说明你的机体有较强的反应能力，这是温通法希望的。第二，按中医的五行分类，同形反应属于风象，对于顽固性、阴证的皮损来讲，"风胜寒湿化顽疾"，它反而会促进治疗的效果。

14. 治疗中出现了荨麻疹可怕吗

荨麻疹俗称"风疙瘩"，它也属于风象，所以与同形反应的道理一样，它会促进疾病的治疗。

15. 药膏是每次现配还是一次性配好呢

在临床上，我会给患者开多种外用药，要求大家自己按比例配好去使用。这时的要求是随配随用，用一次配一次。因为这些药物各自有稳定的性质，而配好以后性质就不稳定了，时间长了可能会发生一些相互的作用，使药效产生变化。

16. 使用哪些药膏好呢

药膏也是药，它的选择、配伍、使用和口服药的使用原则一样，因人而异，呈个体化，千万不要自己去药店看着说明书买。当然，也不能别人用什么，你就跟着用什么。使用哪些药膏、怎么使用，一定要遵照医嘱。

17. 什么是判断疗效的四个方面

判断疗效要关注的方面，有从根本到表面重要性的区别，按重要性排序为：气血通不通，精神好不好，出汗匀不匀，皮损薄不薄。

18. 喝药要注意些什么

第一，药一定要温服。

第二，隔夜的药一定要再次煮沸、晾温再喝。

第三，饭前还是饭后喝，在开药后咨询一下医生。

第四，喝药以后希望出汗，一定要温覆，把希望出汗的部位加厚覆盖以帮助得汗。

第五，喝药后最好躺一会儿，中医叫行药，让身体静下来，任药物在身体里发生作用，以使药物更好地发挥疗效。

第六，吃药以后，饮食不能与药效的方向冲突，也就是要忌口，需要向医生咨询。

第七，喝药以后出汗了怎么办？

喝药以后出汗了，这时候的"汗孔"是开着的，注意不要让风邪入体，要避风避寒。可以抹一点儿油，扑一点儿粉，或者在汗出之前稍减衣物，一定要注意"诸般不可冷"。中医经典中有"虚邪贼风，避之有时"，请多加小心。

第八，喝药吐了怎么办？

如果喝药一段时间后吐了，这是药物起作用了。中医认为，药物的作用就是激发人体的反应能力，吃药以后出现了汗、吐、下等反应，药物就起效了。药物破坏了你身体里错误的秩序，那么就会建立正确的秩序，所以不能说药吐了就白喝了。

如果喝药以后马上就吐，药物就不能充分地在身体中起作用，这时要尽量忍一会儿，先让药物发生一会儿作用。如果还是难受，就可以去吐，如果吐不出来，可以食指探吐、盐水鸡毛催吐。

第九，"捂、酒、顿"。

捂：就是在喝中药以后，哪里不通捂哪里。

酒：就是喝药同时用温酒配合发散。

顿：在一两个小时之内喝完一剂或数剂药，喝喝停停，连续不断。

19. 如何理解"药邪胜病邪，能停不妄药"

能不吃药就别吃，能不乱治就别乱治。没有一个明理的医生指导，真的可能动手便错。如吃消炎药、感冒药、泡脚、拔罐、发汗、放血等你认为问题不大的办法，使用的时机不当，都会有大问题。

20. "用药就好，一停就犯"是怎么回事

"用药就好，一停就犯"说明没有治好，实质是靠药物的作用压制住了。温通法的治疗是以人体整体长远的健康为目的，以激发人体正常的反应能力为途径，恢复人体正常气血的能力，而不是对皮损进行压制，所以采用温通法治好银屑病以后一般是不会出现这种情况的。

21. 为什么一直吃中药病还会越治越重

不能说吃中药病就一定会好，中药也要用得恰当，适合的才是好的。而且，中药讲究的是一人一策、一人一方、一时一方，随时根据病情变化做出动态调整。如果方向和角度错了，即使吃的是中药，也不会有效，甚至会越治越重。

22. 激素类药物可以用吗

如今，人们谈激素色变，殊不知在一些速效的不知名的药物中也许就添加了激素。很多人在滥用激素，出了问题，就把罪名归到了激素，这是不正确、不公平的。事实上，是滥用激素导致的问题，而不是激素本身的问题。

"物无喜恶，过则为灾"，无论是药物还是治疗的方法，都不能简单地说好还是不好，对还是不对，只有适合和不适合的问题。如果医生给你使用的激素是公开的、有处方的、适量的、有理有据、能用能停，我认为是可以使用的。

23. 可以用拔罐、刺络放血等方法治疗银屑病吗

其实，所有的方法都不能笼统地说好或坏，对或错，只有适合不适合、时机对不对的问题。

每一种方法是不是适合你，时机对不对，要交给专业的医生来进行判断。所以建议大家，当你想要用某种方法对付你的疾病的时候，一定要先咨询一下专业的、明理的医生，千万不要自作聪明。你也许在你的行业当中是聪明的，但是在银屑病的治疗领域中，你还是应该寻求专业医生的帮助。

24. 能不能用消炎药

对于药物方剂或者方法的使用不能简单地评判好坏与对错，只有是否适合，时机对错。对于消炎药、维生素、抗生素、激素等，我们提倡不要滥用，不是不能使用。使用时，最好找一位专业的医生，给予指导与帮助。

25. 乱治（误治）包括哪两方面

乱治（误治）包括医生乱治（误治）和自己乱治（误治）。很多人有自以为是的毛病，在没有准确明白病理前，不可固执己见。

如果在不方便找医生时，患者可以思考得病和治病的机理，追求自愈——利用合理的途径，如我们讲的自然疗法

（阳光、空气、水、情绪、信念），最好不乱用方法和药物。也就是说，千万别治坏了，因为治坏了的病比疾病本身更难治疗。

四、银屑病治疗中祛除诱因的治疗和措施

银屑病是一种在一定遗传背景基础上，经身体因素和诱发因素刺激机体引发细胞免疫功能紊乱所导致的疾病。由于发病机制复杂，存在多种诱因，且不同病例存在不同的激发或诱发因素，因此，在银屑病的治疗中有必要明确较为具体的发病诱因并采取相应的措施，祛除诱因，对于阻止病情加重，提高疗效非常重要。

链球菌感染是促发、加重银屑病最为常见的原因，在儿童患者中更为多见。在银屑病发病前有上呼吸道感染、鼻窦炎、中耳炎和发热者，应加用大环内酯类或青霉素类抗生素控制感染。对于扁桃体肿大化脓、感染反复存在的患儿，可在五官科医生的诊治下，必要时切除扁桃体。除了链球菌外，其他细菌，如葡萄球菌、真菌及病毒感染均可触发银屑病的发病和加重。针对可能的诱因选用抗真菌药物、抗病毒药物；对反复感染、体质虚弱者，可选用提高免疫功能的药物，如胸腺肽、转移因子等。也可辨证施以中药或中成药，整体调理，增强自身的抗感染能力。有位美国皮肤科医生热衷于寻找感染，他认为少量微生物的感染、移生可激发银屑病，必须给予相应的治疗使患者摆脱这些病原体。他列举了以下的感染和移生菌可能：

链球菌感染、糠秕孢子菌移生、牙托下的念珠菌及在肠道憩室、膀胱、胃溃疡、趾蹼、臀褶、热水管、井水等处的细菌。

精神因素是银屑病发病、加重的另一原因，多见于成人。患者并无真正的精神疾病，常常是由于紧张、工作压力过大、应激事件使银屑病加重。对于这类患者，需进行积极的心理疏导，家人的关爱尤为重要。可采取生物反馈疗法，进行放松训练，使患者松弛紧张的状态，尤其对于因紧张造成失眠的患者，有必要使用抗焦虑药物或静脉封闭治疗。

育龄期女性患者在妊娠和月经期间均可能出现银屑病皮损加重的情况，如果发生或有发生的感觉，在妊娠期间或经期前后应重视对皮肤的安抚护理，注意正常作息，保障睡眠，避免劳累兴奋，合理饮食，将有助于防止因内分泌因素导致的病情加重。

其他常见的诱因还包括：外伤、手术、饮食因素等。因此，对银屑病患者而言，应尽量避免擦伤、跌伤；饮食方面的研究发现：吸烟可加重血液黏稠度，红肉富含花生四烯酸，银屑病患者本身有微循环障碍、血脂代谢异常存在，且皮疹中花生四烯酸增多，故对银屑病患者而言，应尽量减少吸烟，甚至戒烟，少食红肉，以避免加重或诱发银屑病。

五、治疗银屑病的外用药物

外用药物是银屑病治疗的主要方法。常用的剂型有软膏、乳剂、酒精溶液、油制剂等，各种剂型都有不同皮损的适应证，如酒精制剂适用于较厚的小范围的皮损。外用药物的浓度不同作用就大相径庭，下面介绍常用的 10 类药物。

1. 润肤剂

凡士林、甘油、矿物油、尿素等，有防止干燥和增加皮肤的水合作用，能促进药物的穿透吸收。

2. 角质促成剂

2%~5% 煤焦油或糠馏油、5%~10% 黑豆馏油、3% 水杨酸、3%~5% 硫黄、5% 鱼石脂等，有促进正常角化，减少炎性渗出，消炎止痒的作用。

3. 角质松解剂

5%~10% 水杨酸、10% 间苯二酚、10% 硫黄、20% 尿素、5%~10% 乳酸、10%~30% 鱼石脂等，有促进角质剥脱、皮损变薄的作用。

4. 糖皮质激素

地塞米松、丁酸氢化可的松、糠酸莫米松、戊酸倍他米松、丙酸氯倍他索、氯氟舒松、卤美他松等，按其作用和浓度可分低、中、强、特强效四类；具有抗表皮增生、免疫抑制、抗炎止痒的作用，见效快，但长期应用会产生依赖性和不良反应。

5. 维 A 酸类

全反式维 A 酸、13-顺维 A 酸、他扎罗汀等，是一组与天然维生素 A 结构类似的化合物，具有抑制表皮细胞过度增生、促进正常角化、影响免疫炎症反应过程等作用，能增加角质剥脱使皮损变薄。

6. 维生素 D_3 衍生物

卡泊三醇、他卡西醇、骨化三醇等，有促进表皮细胞分化、抑制增生的作用，对淋巴细胞活化的免疫反应有抑制作用。

7. 地蒽酚

地蒽酚别名蒽林、去甲基柯娅素等，主要包括 0.1%~0.5%蒽林软膏、乳膏、糊剂及复方制剂等，具有较强的角质促成作用，抑制表皮细胞的增生。

8. 焦油类

1%~5%煤焦油、5%~10%黑豆馏油、5%糠馏油等，有角质促成作用，能止痒、抗炎、抗菌。

9. 细胞毒性药物

0.05%盐酸氮芥水溶液或酒精溶液，有较强的细胞毒作用和免疫抑制作用。

10. 其他

0.01%~0.025%辣椒辣素软膏、10%~15%喜树碱、10%羟基脲霜等，有减少皮肤中神经肽或抑制表皮细胞分裂增生的作用。

外用药的使用应在医生指导下选用并及时调整，急性期银屑病宜用温和的润肤剂、消炎的角质促成剂等；稳定期可用作用较强的角质剥脱剂、细胞毒性药物等，但应从低浓度开始。

六、外用皮质激素可以适当用于治疗银屑病

皮质激素的分泌适应机体的生理需要而波动，在正常生理分泌状态时，对机体的糖、脂肪和蛋白质三大代谢都具有调节作用；机体受到不良刺激时，糖皮质激素的分泌量能应激性地急剧增多，提高机体对各种不良刺激的抵抗力而不产生严重后果。这种超生理剂量的激素具有抗过敏、抗炎、抗毒和抗休克的免疫抑制作用，人工合成的糖皮质激素就是以此效应来治疗疾病。外用皮质激素能透过皮肤，进入细胞内直接作用，使皮肤血管收缩，血管的通透性减少，使水肿减轻、细胞渗出减少；通过抑制免疫细胞的功能，稳定溶酶体膜，使吞噬细胞的游走和吞噬处理抗原的反应受阻，炎症细胞的炎症介质产生和释放减少，免疫细胞的增殖与分化活性降低，从而缓解皮肤损害中一系列由免疫活性细胞和细胞因子介导的免疫反应和炎症症状。激素还能抑制皮肤生发层细胞的有丝分裂。

银屑病是一种非感染性的炎症，表现为增厚的红斑、多层的银白色鳞屑，伴不同程度的瘙痒。病理上有毛细血管扩张、组织水肿、炎症细胞浸润和角化不全的炎症反应，有表皮细胞角化过度的增生。因此，外用糖皮质激素能抑制银屑病皮疹的炎症和细胞增生，使斑块变薄、红色消退、鳞屑减少，瘙痒症状随之消失。

（一）外用皮质激素的不良反应

药物可以治疗疾病，同时也可产生一定的不良反应；外用

皮质激素可以治疗银屑病，但长期外用皮质激素也可以产生多种不良反应。一般来说，氟化衍生物如氟轻松、倍他米松、曲安西龙等易吸收，作用强，易出现不良反应，以下为皮肤常见的不良反应。

1. 皮肤萎缩

皮肤由表皮、真皮和皮下组织组成，各层均有一定厚度。皮质激素有抗合成代谢的作用，外用过久可抑制表皮细胞和真皮成纤维细胞增生的活性，使皮肤的表皮和真皮萎缩变薄，血管显露而脆性增加，轻微的机械性损伤即可使皮肤出现瘀斑或破损。一般停用后萎缩可以逐渐消失，但炎症严重者也可发生不可逆的萎缩。局部注射激素可引起皮下组织的萎缩凹陷。

2. 萎缩纹

皮肤萎缩出现时，在近关节等处因活动皮肤经常受到牵拉，而发生局部的萎缩纹，表现为波浪形条纹状的萎缩，初期发红轻度隆起，以后渐发白变平。

3. 烧灼、瘙痒感

外用皮质激素的部位有烧灼、刺痛和瘙痒的感觉，可能与皮肤萎缩变薄、对外界刺激敏感性增加有关。但应排除接触性皮炎。

4. 毛细血管扩张

毛细血管扩张是常见的一种不良反应，常常与皮肤萎缩相伴。

5. 多毛症

局部外用皮质激素过久，或用强效皮质激素，在外用药的局部，可出现皮肤毛增多、变长、变粗。

6. 色素改变

色素减退或色素沉着。

7. 痤疮样或酒渣鼻样皮疹

强效激素或激素久用于头面部可引起面部丘疹、脓疱、黑头粉刺、毛细血管扩张等皮疹，并可出现对激素的依赖性。

8. 细菌、真菌等继发感染

长期应用激素可促发皮肤的各种感染，如毛囊炎、癣、念珠菌病等。

9. 银屑病皮疹加重

长期应用激素使皮损产生依赖性，停药后皮损反跳、加重、增多，甚至转变成脓疱型皮损。此外，长期大量外用皮质激素还会由于药物的吸收而导致系统性的不良反应，引起对肾上腺轴的抑制，产生类库欣综合征等。

（二）如何防止外用激素引起的皮肤萎缩纹

外用皮质激素引起的皮肤萎缩纹，表现与孕妇的妊娠纹、青少年的膨胀纹一样，是一种真皮弹力纤维断裂或减少引起的萎缩。由于青少年处于生长发育期，可能由于骨髓端部位的代谢生长活跃，屈侧皮肤较薄，易在腋下、腹股沟等部位发生萎缩纹，而银屑病除此外，还可能在皮肤潮湿、不通风，处于自然封包的状态时，药物易于持久停留，进而透入皮肤较多，发生萎缩纹。倘若其他部位大量使用激素，也会出现萎缩纹。皮质激素强大的抗炎作用伴随着皮肤萎缩的不良反应，至今还无法将这两者分离开来，如含氟的激素类外用制剂。皮肤的萎缩由于皮质激素抑制皮肤结缔组织胶原纤维的合成所致，因此为避免萎缩纹发生，需谨慎应用强效皮质激素，在皮肤薄、不通风的部位少量、短期使用激素，避免使用强效激素。

银屑病是慢性皮肤病，需经常用药，如间歇性使用皮质激素，就有可能使受抑制的结缔组织得以及时恢复，避免萎缩纹产生。可采取局部联合应用维 A 酸及维生素 D_3 衍生物类制剂治疗，这样不仅可以预防皮质激素引起的皮肤萎缩纹，而且有治疗银屑病的协同作用，值得推荐。此外，药学研究者也在致力于发展治疗指数高的软性激素和脂质体被包激素的研究，以期减少其引起皮肤萎缩等不良反应。

七、有些"癣药"能用于银屑病的治疗

有些银屑病患者前来就诊时，医生往往在给予激素软膏的同时给予抗真菌外用药，如酮康唑、二硫化硒等，或者用复方酮康唑软膏或复方咪康唑治疗。众所周知，酮康唑、二硫化硒和咪康唑是治疗皮肤真菌癣病的良药。而银屑病不是癣，怎么可用治癣之药来治疗银屑病呢？然而，事实证明：大多数应用了上述外用药的患者，皮损症状均能获得明显的好转。其实，在这些复方制剂中，除了癣药外还含有其他药物，主要是皮质

激素。拿复方酮康唑软膏来说，其中主要含有强效激素——0.05%丙酸氯倍他索，它具有很好的抗炎、抗过敏、使肥厚变硬的皮损改善和抑制异常角化的功能。因此，起主要治疗银屑病作用的不是酮康唑和咪康唑，而是无名的皮质激素。那么为什么要用复方制剂呢？主要是由于皮质激素抗炎的同时有诱发真菌感染的副作用，特别是头皮部位的银屑病，激素应用使头皮的糠秕孢子菌毛囊炎增多，那些同时患有手、足癣的银屑病患者，更容易通过自身感染而患癣病。近年来的研究还发现，皮肤癣病中的真菌会诱发或加重银屑病，形成恶性循环。而应用复方制剂可以同时预防和治疗这些伴发病，阻断真菌、癣病加重银屑病和用药诱发真菌感染相互影响的恶性循环。另外，有些复方制剂中还加入了新霉素、樟脑、硫黄等药物，使这些外用药与皮质激素发挥协同治疗作用，更具有止痒抑菌功能。

八、紫外线对银屑病有治疗作用

为什么紫外线可以治疗银屑病呢？首先复习一下银屑病的发病机制。西医认为银屑病是一种有遗传背景的 T 淋巴细胞介导的免疫性疾病，有多种免疫活性细胞及其细胞因子参与，并与黏附分子、趋化因子等形成网络，引起复杂的免疫反应，导致疾病，表现为表皮角质形成细胞异常增殖、真皮血管增生扩张和炎症细胞浸润。

人体皮肤可吸收紫外线产生各种皮肤反应，其基本原理是皮肤中存在可以吸收光能的生物分子即色基，色基吸收紫外线后发生的光化学反应可以改变皮肤的生理状态，从而产生一系列临床上表现为治疗作用或不良反应的生物效应。紫外线对银屑病产生治疗作用相关的主要效应是：诱导免疫抑制、促进细胞凋亡以及抗表皮增生。

紫外线照射后直接作用于各种免疫活性细胞，影响其表面标志的表达及细胞因子和多种免疫调节分子的合成与分泌，继而影响皮肤局部及全身的免疫功能。紫外线可引起抗原特异性 T 淋巴细胞介导的免疫抑制，主要通过下述机制发挥作用：紫外线可减少表皮朗格汉斯细胞的数目，并使其丧失抗原递呈功能；促使角质形成细胞合成分泌较多具有抗炎或免疫抑制特性的细胞因子，并有效抑制角质形成细胞表达细胞间黏附分子，进而阻止炎症细胞的浸润；抑制自然杀伤（NK）细胞的活性；诱发皮肤靶细胞 DNA 的直接损伤；通过尿刊酸的变构作用抑制免疫活性细胞，引起免疫抑制。通过免疫抑制可减少对血管内皮细胞增生的刺激。

紫外线照射可引起浸润的 T 细胞凋亡。UVB 治疗银屑病，患者皮损中浸润 T 细胞数目的下降可能源于 T 细胞的凋亡。此外，紫外线可通过诱导活性氧及细胞因子产生 DNA 损伤和基因表达改变等导致角质形成细胞凋亡，从而抑制银屑病皮损表皮的异常增殖。

总之，紫外线可抑制银屑病发病环节中异常的免疫反应和表皮增殖，从而发挥其治疗银屑病的功效。

九、不要轻易应用免疫抑制剂治疗银屑病

银屑病有表皮细胞增生和免疫性炎症的现象，抗肿瘤药物有抑制细胞增生的作用，免疫抑制剂有抑制免疫性炎症的作用，因此治疗银屑病有效。但是，抗肿瘤药物在杀伤或抑制肿瘤细胞的同时，对机体其他正常组织细胞有抑制或损害作用；免疫抑制剂对正常的免疫功能也有抑制，使抗感染的免疫力降低，久用免疫抑制剂有可能抑制了清除癌细胞的免疫功能，发生恶性肿瘤。用于银屑病的免疫抑制剂有皮质激素、环孢菌素，抗肿瘤药物中部分具有免疫抑制的作用，如氨甲蝶呤、乙双吗琳、白血宁、乙亚胺、丙亚胺等。人体中骨髓、胃肠道黏膜、毛发组织的代谢较快，因此易受药物的影响，表现为白细胞和血小板减少、口腔黏膜溃疡，可继而发生胃肠道的溃疡、腹痛、恶心、呕吐、脱发等。氨甲蝶呤、白血宁等损害肝脏，导致肝功能异常、肝硬化；大剂量时还会引发急性肾功能衰竭。国内外都有不少报道乙双吗琳、乙亚胺、丙亚胺等应用后发生白血病、鳞癌、肝癌等的个案病例。此外，还有致畸、肺纤维化等毒副反应。据统计，国内 20 世纪 70 年代至今因治疗银屑病用抗肿瘤药物而引起白血病或恶性肿瘤的已超过 200例。故而，银屑病患者应在医生指导下使用免疫抑制剂，使用过程中密切随访实验室检查，切不可自行随意应用。

银屑病的远期随访发现，用过抗肿瘤药物的病情发展比未用过抗肿瘤药物的要严重；上海华山医院刘承煌教授 344 例追

访调查银屑病的资料和青岛市立医院彭永年 213 例的追访资料均证明：用抗肿瘤药治疗的患者后期病情明显重于未用抗肿瘤药治疗的患者。因此，寻常型银屑病一般不要轻易应用抗肿瘤药物或免疫抑制剂，除非严重的斑块型，或有红皮病倾向的寻常型银屑病。

十、中医药浴与熏蒸治疗银屑病

中医药浴是中医治疗疾病的常用方法之一。银屑病的临床发病具有冬重夏轻的特点，冬季寒冷干燥，人体皮毛肌肤腠理闭塞，气血凝滞，皮损瘙痒、脱屑加重。通过中医药浴热气熏蒸和药物作用，可滋润肌肤，活血理气，促进病邪外泄。传统的中医药浴是将中药煎熬后，擦洗或浸泡全身及局部病变处。目前还有使用中药蒸气熏蒸舱治疗的方法，临床观察发现其治疗银屑病比药浴更为有效。

具体方法是采用特制的中药熏蒸舱，中药煮沸后通过管道使蒸气进入舱内，患者暴露全身皮肤坐进舱内，头部在舱外，蒸气熏蒸 30 分钟，水温或蒸气温度控制在 45℃ 左右。药性直接作用于全身患处，活血理气，促进病邪外泄；蒸气使皮肤干燥得以滋润，皮屑脱落。尤其适用于进行期、皮损范围大的银屑病患者。根据病情与患者体质，每天一次，可 10～20 天为一疗程。中医药浴和中药熏蒸可以避免全身外用激素类药物的副作用给人体带来的损害，是一种疗效好、不良反应少的辅助治疗方法，可使病情稳定。

中医认为银屑病的病机为病邪侵袭，郁于肌肤，治疗应采用活血祛风解毒原则。中医药浴和中药熏蒸常用方药有活血化瘀的当归、川芎、丹参、王不留行；活血祛风的红花、槐花、凌霄花；清热解毒的土茯苓、白鲜皮、地骨皮、秦皮；祛风止痒的苦参、地肤子、蛇床子等，可根据临床表现进行加减。

患者在药浴和熏蒸时应注意以下几点：①中药水温或蒸气温度控制在45℃左右，熏蒸时间不宜过长，以防患者高温下脱水，熏蒸后应饮用一些茶水，补充出汗时丧失的水分；②饱餐后或饥饿时均不宜药浴和中药熏蒸，因为饱餐后体表血管扩张，使胃肠道血液循环减少，食物消化和吸收会受到影响，而饥饿时常可以引起头昏乏力，严重时可出现低血压、低血糖引起昏厥；③老年或伴有高血压、心血管疾病的银屑病患者，也不宜进行，闷热高温可诱发心血管疾病或脑血管意外。

为什么泡澡的温度不能高也不能低？有人喜欢泡澡的时候水温很热，这是不提倡的。很多时候，高温洗浴会带来"红皮病"的严重后果；而温度低了，又容易感冒，且体表的"冰"不容易融化。相对于热和凉来讲，温属于中间状态，"无感温度"就是温的。在泡澡上，"无感温度"深得中医之"中"的精髓。

怎么保持水的恒温呢？为保持水的恒温，我们可以预先在澡盆旁边放一壶热水，以便水温下降时及时添加，使水温尽量保持在一个舒适恒定的温度。但是，这种方法需要总惦记着加热水，不利于身心的安静和放松，难以达到持续"无感温度"的目的。

还有一种方式就是利用一些设备，如外循环动态恒温静浴仪，这个仪器可以动态测温，自动地保持水的恒温。只要设定好温度，就可以放心地去享受泡澡的乐趣了。

　　泡澡时要注意什么？

　　第一，温度要控制好，以自己感到舒适为宜，不能凉也不能热，要无感才好。

　　第二，环境要温暖、通风，但是不能直接受风。

　　第三，心情要愉悦放松。

　　第四，尽量在白天，晚上9点以后就不要泡了。

　　第五，泡完以后也要注意保暖，不要着凉。

　　第六，泡澡以后可以抹一点皮肤保护剂，形成油包水的膜，利于保持皮肤的湿润。

　　无感温度泡澡要求身心都静下来。如果身心能静下来，放松下来，对于打通身体的瘀滞效果是很好的。所以，建议在泡澡时能冥想入静最好。如果还不能达到这样的境界，也可以看电影、看书，专注于一件事也是可以的，但是注意电影和书的内容要选择能温暖心灵的、安静的，而不要去看一些武打、凶杀、侦破、幽灵等激烈而阴暗的内容。

　　泡澡的频率如何掌握？身体壮实，皮损广泛且比较薄的时候，尽量多泡（包括时间和次数，但要求无感温度泡澡），以不影响精神为度。

　　秋冬能经常洗澡吗？首先要明白，洗澡和泡澡是不同的。秋冬养皮肤，少洗多抹油。也可以这么理解：可以多泡澡，但泡后需要及时抹保护剂。

泡澡后需要注意什么？泡澡的时候不能着凉，泡澡以后也要注意不要受凉。泡澡时的水温要合适，泡澡的环境也要合适。泡澡以后，毛孔是张着的，所以一定注意保暖；否则，着凉后又会造成新的气血阻塞，对治疗很不利。

银屑病患者泡温泉好吗？首先，从患者这方面来讲，如果是红皮病的患者，或者是脓疱型的患者，建议不要泡温泉。

其次，从温泉这方面来讲，温泉的温度跨度比较大，有的温，有的热。对于银屑病患者来说，我们主要关注的是温泉的温度而不是里面的成分。所以，温度适合的温泉可以泡，如果温度不适合，还是采用"无感温度泡澡"为宜。

没有条件泡澡可以改成淋浴吗？不可以。淋浴会使皮肤变干，不利于皮肤的温润。所以，无论是银屑病患者，还是健康人，建议把淋浴改成无感温度泡澡。

泡澡的时候，水里可以放药吗？治疗期间，医生会开一些泡澡的外用中药。这样，在泡澡的时候，不仅有温润的环境帮助皮损好转，而且，泡澡把肌肤毛孔打开后，药物可以更好地对身体的温通起到促进作用。

泡澡时可以放盐、醋或者牛奶吗？治疗期间，泡澡的时候只需要把医生开的药煎好后放进去就行，其他东西都不建议放，包括盐、醋、奶、花、精油，以及其他自己买的中药等。

医生开的外用药是针对患者的个体情况提供的个体化的治疗方案，可以很好地配合口服药物，起到更好的疗效。而平素患者可以选用的泡澡时放的一些东西，都没有针对性，怕起到适得其反的效果——貌似减轻，实则加重。

银屑病患者泡脚好吗？建议泡。温通法对于出汗的要求是量少而匀。脚部对于温度的敏感度比较弱，当脚上有了感觉，水的温度就有点儿高了，往往会出现"泡的是脚，出汗的是头或前胸后背，而有些银屑病正好皮损在头上，但要注意不易出汗的地方可能还是不出汗"的情况。

十一、治疗银屑病的中成药

　　中成药是以中草药为原料，经加工制成各种不同剂型的中药制品，有片剂、胶囊、糖浆、丸剂、冲剂等，具有携带、服用方便的优点，易被患者所接受。治疗银屑病的中成药很多，在治疗上各具特色，应用时需辨证给药，同时应避免药物的毒副作用。

　　雷公藤或昆明山海棠（片剂、多苷、糖浆）属同科目植物，适用于泛发性地图状、脓疱型、关节病型银屑病。经实验证明，雷公藤有抗炎与免疫抑制作用，能抑制银屑病的细胞增生。中药学记载，雷公藤有清热解毒、杀虫、活血化瘀作用。雷公藤有损伤肝肾功能、破坏精子和降低白细胞的副作用。

　　复方青黛胶囊（丸）由青黛、白芷、紫草、丹参等药物组成，具有清热解毒、活血化瘀、祛风止痒等功效，见效快，有效率高，尤其适用于进行期银屑病（血热型）患者。长期服用可影响肝肾功能，引起胃肠道症状和消化道出血。

　　郁金银屑片由多种清热活血中药制成，起到清热凉血、活血化瘀、养血祛风、软坚散结之功效，临床上疗效确切，对进行期与静止期银屑病有效，并且其有效性不受皮损形态的影响。

消银胶囊具有清热凉血、养血润燥、祛风止痒之功效，适用于血热风燥型和血虚风燥型银屑病。部分患者服用后可有胃肠道不适。

银屑灵主要成分为白鲜皮、苦参、土茯苓、金银花、蝉蜕、生地黄等，具有祛风燥湿、清热解毒、活血化瘀之功效。常用于银屑病的稳定期。部分患者服用后也可有胃肠道不适。

经过多年研究和临床试验，我们也研制了银屑病温通1、2、3号（丸、胶囊），主要成分为全蝎、炮甲、牛黄、大黄、土鳖虫、冬虫夏草等，具有搜风通络、活血化瘀、养血润燥之功效。适用于各型银屑病。

虽然中成药方便易用，具有一定效果，但应避免其毒副作用。服用时间不宜过长，应在医师指导下服用。

要慎用含砷、汞剂的药物。中医认为，砷、汞等金属类药物有杀虫解毒、镇静抗肿瘤的功效，用于痈疽溃疡、肿毒疥癣、蛇毒咬伤、惊痫癫狂等病症。外用能与蛋白质结合，杀灭微生物，对人体组织也有收敛、刺激和腐蚀的作用。由于砷、汞有毒，中药用量十分谨慎。随着科学的发展，不仅越来越了解它们的毒性，而且有效无毒的药物越来越多，砷、汞等金属类药物早已被摒弃。但是，银屑病属顽固难治之症，利用患者求医心切的情绪，很多人打出"祖传秘方"的旗号用砷、汞等金属类药物治疗银屑病。我们应该知道，银屑病病因复杂，病程慢性，容易反复发作，药物治疗需要较长时间，经常使用含砷、汞的药物容易在体内积蓄中毒。有些患者在使用某些含砷的药物数年后发生癌变时，即使血砷检测阴性，也不能排除砷中毒所为。

由于使用砷剂造成白血病、皮肤鳞癌，进而转移，以及砷角化病的临床报道越来越多。汞吸收后可导致牙齿脱落，四肢麻木及手震颤等神经损害。为一时的皮损改善，导致重要脏器中毒，甚至付出生命的代价，是很不值得的。由于这类药物的毒副作用出现时间较晚，因此在银屑病治疗过程中要慎用含砷、汞的药物。含砷的中药主要有雄黄、雌黄、砒石、砒霜，此外还有白降丹、红升丹等。含汞的中药主要有轻粉、粉霜、银朱、朱砂、白降丹、红升丹、红粉等。

十二、银屑病应采用综合治疗才更有效

银屑病是一种多基因遗传性疾病，在遗传素质的基础上，涉及身体因素、感染、外伤及精神压力等多种诱发因素，并与代谢障碍及免疫功能紊乱有关。因此，除了治疗药物的选用和编排技巧外，还要针对患者个体的病情状况，相应地采取综合治疗才会更有效果。

1. 一般治疗

首先应去除一切可能的诱发因素，如采用抗感染治疗去除感染因素，避免不必要的外伤，解除患者的心理压力等；始终保持轻松乐观的精神状态，遵守正常的生活作息时间，中医药的全身调理等，对治愈疾病是大有裨益的，不可忽视。

2. 外用药物疗法

选用合适的外用药物，原则上进行期皮损宜用缓和及少刺激性的药物，静止期和退行期可用浓度稍高的外用制剂，但应从低浓度开始应用，逐渐增加药物的浓度。

3. 内用药物疗法

传统的有普鲁卡因加维生素 C 静脉封闭疗法。维 A 酸对各型银屑病均有较好疗效，但应注意其不良反应如皮肤黏膜干燥脱屑、脱发、暂时性肝功能受损，可逆性高血脂及致畸等不良反应。对继发于上呼吸道感染及扁桃体炎者，可早期给予抗生素，不仅去除诱发因素，而且已证实其有免疫抑制的抗炎作用，因此效果较好。细胞毒性药物如氨甲蝶呤等对银屑病有疗效，但不良反应大，除了谨慎使用外，配以具有免疫调节和保肝解毒作用的白芍总苷，有协同治疗功效。类固醇皮质激素仅用于红皮病型、脓疱型及关节病型银屑病患者。中医中药方面，以温通法为主要治则，针对不同的诱发因素、不同的皮损病状、不同的病期阶段，辨证施治酌情加用温通活血、养血祛风等中药。此外，亦可用雷公藤、复方青黛丸、郁金银屑片等中成药，同样要注意其适应证和不良反应。

4. 物理疗法

恒温离子，药浴，光疗，光化学疗法，矿泉浴及煤焦油等均可选用。

总之，银屑病患者皮损局限者可单独外用药物辅以一般疗法；皮损广泛者宜同时给予外用药物疗法联合内服药物疗法及一般治疗的综合方案，这样可显著提高疗效。

十三、育龄期妇女治疗银屑病用药

生儿育女是人生中的一件大事，在育龄期妇女的银屑病开始治疗前，临床医生必须保证该妇女没有怀孕。对有生育计划的或在妊娠过程中的女性患者，一般情况下，为避免新生儿畸形，应停用一切内用药物，包括口服和肌内注射的多数药物，而只用一些外用药，哺乳阶段也是一样。

1. 内用药物

（1）维A酸类　维A酸类药物系维生素A的衍生物，具有强大的调节细胞分化的能力而用来治疗银屑病等皮肤病，可引起胎儿畸形。其中阿维A是治疗银屑病最常用的药物，使用阿维A的妇女在停药后3年才能妊娠，并且在治疗期间和停药后两个月内不能摄入含酒精类饮料，因为酒精能使体内的阿维A酯化成阿维A酯，经检测，阿维A酯在皮下脂肪中可持续存在长达18个月。异维A酯也可治疗银屑病，停药后3个月内必须采取相应的避孕措施。

（2）PUVA　PUVA属于光化学疗法，其中的两种成分补骨脂素与UVA都有潜在的致突变作用，故可致畸。但是，也有研究认为在妊娠前和早期妊娠进行PUVA治疗不会明显增加新生儿畸形的比例。因此，PUVA对育龄期妇女相对较安全。

（3）氨甲蝶呤　氨甲蝶呤属于细胞毒的抗肿瘤药物，能导致流产和新生儿畸形。不管女性和男性在停用氨甲蝶呤12

周内都不应该妊娠。但停用氨甲蝶呤后不会对新生儿有任何影响。

（4）环孢素 环孢素是一种主要用于抗移植反应的免疫抑制剂，能有效治疗严重银屑病。在相对小样本的调查中发现环孢素没有严重的致畸作用；在世界范围内的移植患者中发现环孢素除了有轻度的新生儿体重降低和早产的副作用外，不会增加新生儿畸形的比例。

（5）羟基脲 羟基脲属于细胞毒的抗肿瘤药物，其副作用与氨甲蝶呤相似。

（6）雷公藤 雷公藤是一种具有免疫抑制作用的中药，在脓疱型银屑病中应用较广。不仅可抑制女性卵巢功能，引起月经紊乱，而且抑制男性睾丸精子的发育，使精子活力及数目均受影响，故育龄期妇女慎用，或短期应用，以免影响生育功能，孕妇禁用。

2. 外用药物

治疗银屑病的外用药中，以下药物对妊娠、哺乳可能有影响。

（1）外用糖皮质激素 药理剂量的激素，可增加胎盘发育不良、新生儿体重减轻或死胎的发生率；动物实验还发现，糖皮质激素可引起胎儿腭裂。因此要限制应用，尽量不要用强效的激素类药物，不要用封闭治疗。

（2）维生素 D_3 衍生物类药物 维生素 D_3 衍生物类药物包括卡泊三醇、他卡西醇等，对妊娠期患者属慎用。动物研究发现卡泊三醇有致畸的作用。

（3）维 A 酸类外用药　维 A 酸类外用药包括多种药物：维 A 酸软膏在动物研究中发现有致畸或死胎的副作用；他扎罗汀有明确致畸副作用。育龄期妇女用药期间应严格避孕，哺乳期间应暂停用药，以免婴儿经口摄入本制剂。

值得注意的是，妊娠期患者使用 UVB 与焦油或蒽林的联合治疗是非常安全和有效的。这种治疗方法已经被使用了几十年，并没有任何副作用被发现。尽管认为妊娠期的妇女不应该使用任何口服药物，但对银屑病性关节炎的患者来说不太可能，这些患者可以使用一些止痛剂。当选择母乳喂养时，患者应该注意外用药物不能用在乳头。此外，有一些药物可能通过皮肤吸收后出现在乳汁中，尤其在大剂量用药的情况下。这些药物包括外用糖皮质激素、焦油、达力士、蒽林等。

因此，育龄期妇女需与皮肤科医生仔细沟通后来选择合适的药物。

十四、银屑病的心理治疗

心理治疗是用医学心理的原理和方法，通过医务人员的言语（包括语义和语音）、表情、姿势、态度和行为，或是通过相应的仪器及环境来改变患者的感觉、认识、情绪、性格、态度及行为，使患者消除紧张，增强自信心，促进机体代谢、调节功能的恢复，达到治疗疾病的目的。

心理治疗在内容上可分为说理治疗和行为治疗。

说理治疗即采用心理分析，进行心理谈话，启发患者把压抑在"潜意识"里的心理矛盾转变为有意识的东西，把全部想法和经历表达出来。然后帮助患者进行分析、疏导和指导，使患者真正解除心理负担和树立正确对待疾病的态度。

心理治疗从形式上可分为四种：个别治疗，集体治疗，家庭治疗，社会治疗。

个别心理治疗是医护人员和患者之间单独交谈形式的心理谈话，是基本的、针对性最强的心理治疗方法。

集体心理治疗是指治疗对象在两个以上，主要形式是组织患者座谈会，医、患间交谈共同认识的问题，请一些患者讲述他们既往治疗的经验教训，可使患者之间互相学习好的治疗经验，并得到心理上的相互支持。

家庭心理治疗主要指家庭中的心理治疗环境，这对患者的疾病治疗效果和康复情况非常重要。

社会心理治疗是指患者是社会中的一员，他必须要与社会中的其他成员有联系，培养适应社会的良好心态，积极参与公共社交活动。一个平等、宽松、和谐的社会环境，让患者在恢复健康的同时，也体会到自己在社会中的价值和地位。

行为治疗是帮助患者消除和建立某种行为，从而达到治疗目的的一门医学技术。目前国内外使用较多的是生物反馈疗法和腹式呼吸训练。

第五章
战胜银屑病

一、走出银屑病不能根治的误区

银屑病的病"根"在何处？有学者认为银屑病之"根"是基因，人民卫生出版社出版的第 8 版《皮肤性病学》并未把银屑病列入遗传性皮肤病章节，而是列入红斑丘疹鳞屑性皮肤病章节。约 20% 银屑病患者有家庭史，父母一方有银屑病时，其子女银屑病的发病率为 16% 左右；而父母均为银屑病患者时，其子女银屑病的发病率达 50%，同卵双胞胎和异卵双胞胎之间发病一致性研究并未完全支持遗传因素对银屑病发病的影响。迄今通过全基因组扫描或 GWAS 确定的银屑病易感基因位点有 PSORS1-9、IL-12B、IL23R、LCE3B/3C/3D、ZNF313、IL23A、ERAP1、TNFAIP3、TRAF3IP2、NFKBIA、PTPR22 等，这只能说明它的易感性。银屑病与遗传的相关性和高血压病、心血管病、糖尿病等相当。基因是什么？是种子，种子只能决定发什么芽（即得病的倾向性）的问题，但不能决定是否发芽，是否发芽取决于土壤是否适合种子发芽，所以基因不能决定疾病的发生，决定疾病是否发生的根本问题是人体的"土壤"。同一粒种子，为什么在甲地能够发芽而在乙地却不能发芽呢？这似乎只能说明，种子本身没有问题，基因好比种子，种子是否发芽，即基因是否被激活发病，取决于甲地、乙地的土壤是否适合种子发芽，还是取决于种子本身呢？答案并不蹊跷。基因，顾名思义，是基础的原因，中医学的禀赋、体质、先天等概念就已经蕴含了基因的内容，禀赋分禀赋残缺、禀赋不足和禀赋不耐等，禀赋残缺，多可寻找到固定基因，而更常见的禀赋不足的疾病，却未必能在基因上得到反映，禀赋不耐，与基因相关，但并不一定由基因决定，指对外界的各种因素，如饮食、植物等有不同于常人的反应。《诸病源候论·漆疮候》云："人有禀性畏漆，但见漆便中其毒，亦有性自耐者，终日烧煮，竟不为害也。"禀赋不耐并非出生就显现，也不一定终生不变，每一个体对各种因素的易感性和耐受性可随年龄、环境而改变。中医学用禀赋、体质、先天等概念，可以准确地反映遗传的疾病易感性，并且有一整套成熟的指导临床的治疗体系与之相应。禀赋等中医概念可以包含基因所要表达的内容，而基因却只能表达禀赋的一部分内容。

有学者认为："人身处不同的成长环境，体内的基因会不定期地表现遗传学的变化。"这说明基因对于人体的作用是随着环境的变化而变化的，那基因并不能决定人体是否生病，是否健康。这与中医学中先天可以影响后天，却不能决定后天相仿，基因能决定的是遗传的疾病易感性，疾病易感性并不是说一定会得病，只是说如果不注意的话，比别人更容易得某病。

问题在于，如果注意的话，基因还会起作用吗？

其实，基因检测是一种概念统计，风险评估，要理性科学地对待和干预。基因决定论带来的大众恐慌已越来越甚。理性地对待基因的作用已经迫在眉睫。如果把基因的概念换成比其更成熟而完整的禀赋、体质、先天等中医概念，大众会更容易理性地对待。

"先天不足后天补"，这句中医俗语已经深入人心。这句俗语使大众更安心地接受自己先天的禀赋，而积极地以后天的努力发扬禀赋中的一面，小心地避免坏的一面。把"先天"的表达方面换成"基因"就会带来恐慌。其实，基因即是"人之生也，有刚有柔，有弱有强，有短有长，有阴有阳"，它只代表生之前的禀赋，并不能决定一生的健康状况。

医学的目的应该是健康，而不是防病，更不只是治病。如果以健康为目的，主动地将身体调整在较好的状态，基因中的疾病易感性便没有表达的机会。很多疾病呈家族性聚集，也成为基因决定疾病的佐证。实质上，遗传因素只是增加了患某病的风险、概率，并不意味着家族中其他成员就一定会患此病。很多疾病出现家族聚集现象，其实与家庭成员相同的不良生活习惯有关。因此，有家庭疾病史者，应反思家庭环境及生活习惯中的有害因素，坚持以健康为目标调整自己的身心，让家族疾病谱成为警钟，而不是增加自己的思想负担。对于有遗传倾向的复杂疾病，笔者提供的治疗策略是"治疗—自疗—自愈"。这种策略中不仅有治，更有防患于未然的成分在内。对于其家族成员，照着策略中"自疗—自愈"做，便可以收获健康，同时起到防止遗传倾向进展为疾病的作用。

把基因看作一粒种子，有很多人便心生幻想——不妨把"种子"挖掉，这样便可以高枕无忧，绝对不会患某病。其实，这是一种误解，除了很少的单基因遗传病外，大多数常见病、多发病，如高血压、心血管疾病、肿瘤等都是多基因疾病。如发病率已稳中有降的乳腺癌，其易感基因约60种，银屑病易感基因近20种，处理一种基因不现实，处理多种基因就更不现实了，况且还有更多的相关基因尚未被发现。多基因疾病的发病好比手榴弹爆炸的过程，各种基因分别充当火药、弹片、弹壳、手柄、引线等，如果这些做手榴弹的原料只是处于散放状态，它就止于基因，不会形成手榴弹。不正当的生活习惯是手榴弹原料的组合过程，手榴弹形成了，就由散放的基因状态变成随时可以被激活的身体因素状态。有了身体因素，只要出现随机的诱因，多基因就会被激活，形成了疾病。多基因是应当坦然接受的现实，诱因具有无法避免的随机性，只有身体因素是可控的。不正当的生活方式是形成身体因素的罪魁祸首，这也是目前很多复杂疾病都被认为是生活方式疾病的原因。改变自身的生活习惯比依赖基因研究的进步更经济、更现实。相对于基因的探讨，中医更关注人体的土壤，这对于人类的健康更具现实意义。

人类基因组计划结束后，人们仅仅是看到那段遗传密码。面对这个密码，人们更想知道它们到底代表着什么？变异基因编码的蛋白质会有什么样的不同，不同的蛋白质会怎样影响我们的身体等。研究目标指向了基因功能的解读，到什么时候才能真正看清这部天书，谁也说不清。"复杂疾病，如心血管疾病、肿瘤、糖尿病、神经精神疾病、自身免疫性疾病等往往具有明显的遗传异质性、表型复杂性及种族差异性等特征。"关联分析的基本原理是："在一定人群中选择病例组和对照组，比较他们之间某个等位基因频率的差异，进而确定是否与疾病相关，关联分析研究往往不能直接发现致病的遗传变异，后续的研究（如阐明病机）依然任重道远。关联分析研究主要检测人群高于5%的特定等位基因频率，还有许多罕见的、重要的疾病相关遗传变异有待发现。"可见，现代研究热衷于看到什么，发现什么，而中医研究更关注看出了什么，什么对于人类的健康更有实际的价值。中医看待基因，更注重导致其发展、变化的环境因素，即疾病发生，基因组合情况变化的土壤。这与对人体健康和疾病状态的思考、判断离不开人体的土壤是等同的。意即有基因，没有基因，都是这样思考，基因的作用只相当于一个幌子和借口，没有太多的实际价值。与其将更多的精力放在缥缈的基因研究上，不如更现实一点，多在人体的"土壤"上做文章。中医更强调人体的自身组织和自我调节能力，自愈能力，这些都是在关注人体的"土壤"。积极发扬中医在防病治病方面的优势，国家医疗投入会减少，人民健康水平会提高。遏制基因决定论引起的恐慌和混乱，让大众客观地认识到基因的真相，以中医的"土壤说"来积极地应对家族性疾病、遗传相关疾病的防治，于国于民将更有利，更具现实意义。

根治，从患者角度理解为治愈且不再复发，从医者角度理解为"治病必求于本"。与西医学对于银屑病的病因、发病机制"尚未完全明了"相对应。西医学对于本病的治疗只有对症、试探性治疗，于是根治无从谈起，而中医对本病的病因明确，病机清晰，中医学对于本病从预防、治疗，疗效巩固到防止复发都有非常系统的体系，故从中医学角度谈，银屑病完全可以治愈。

当前，银屑病的治疗中有求速效和求长效两种大的治则并存，前者的着眼点在皮损的有无，而后者的着眼点在患者机体的整体恢复。如果就根治而言，前者与根治无关，而后者是以根治为目标的。

"治病必求于本。"整体失调是本，症状是标。具体到银屑病来说，机体失衡是本，皮疹是标。以皮损消失为目标去治疗，是在治标，或者说是在舍本逐末，故无法根治，这是目前多数西医和一些中医治疗的大法；而另一些西医和一部分中医准确地抓住了"整体失调"这个发病机制中的根本问题，使根治成为可能，笔者提出的"温通法"治疗银屑病，旨在以"气血和"为目标对人体进行全方位的调整，为银屑病根治提供了适合的临床路径。整体失调、机体偏离自稳态故得病，汗出障碍是整体失调在皮肤局部的具体体现，而银屑病是气血不和、汗出障碍的结果，于是我们可以这样说，具体到银屑病，气血不和、汗出障碍是病的根本，保持气血和、匀汗出的状态是治疗的根本，只有以"温通法，使气血和，匀汗出"为目标的治疗才是治根，才可以战胜银屑病。

有人比拟，银屑病皮疹就好比房子里面的垃圾，越积越多，被推到了房子门口，而过去传统的治法是西医用激素、免疫抑制剂、生物制剂，中医用清热凉血法，于是房子门口的垃圾又被压制、重新推到了房子里面，门口是看不到垃圾了，但垃圾可能随时再被推到门口来。而我们的"温通法"是给予出路，将房子门口的垃圾运走，让垃圾彻底远离了房子，使房子里面和房子门口再也没有垃圾。又比如，银屑病皮损好比一块浮冰，浮在水面，随着气温的降低，浮冰越积越厚，传统疗法大多是采用激素、清热凉血等压制的办法，将浮冰压制在水下，水面是看不到冰块了，但浮冰随时都可能重新浮出水面来，而"温通法"是采用温润的办法，将浮冰融化掉，使水面水下的冰块都化为乌有，彻底解决浮冰的问题。

中医自古有"上医治未病，中医治欲病，下医治已病"之说。很多医生和患者错以为治疗就是开药，以为开药有效就是良医。这就好比认为学会救火就是好的消防系统一样，却不知道真正好的消防系统的工作重点应该在于防火。本人长期治疗银屑病，自认为是治"剩病"，就是治别人"治剩下来的病"。往往患者到我这里来时已在别人那里治疗很长时间了，而且没有治愈，不仅没有治愈，有的治成了坏病，所以本人是"治剩病医生"。

"防"的主体应该在患者自身。上医之道重在防，重在让患者自身觉醒，没有耐心的"话疗"，患者能明白应该自疗和如何自疗的道理吗？不明白其中的道理，患者又如何自觉地施行呢？只有认识到中医是成熟的理论医学，认识到治疗的主体是患者而不是医生。医生的作用在安慰、及时地应急治疗和为患者长久的自疗指引方向，才能领会根治之"治"的深层含义，也才能让根治从理论变为现实。因此，根治重点在于患者持之以恒地自疗，尤其需要强调的是集中治疗后患者长久的保持，没有患者自身长久的保持，根治只能是空谈。而如何指导患者持之以恒，则是医者之责任。

新医学模式将人视作一个生物有机整体，而非由分子细胞堆砌成的组合体，病因和发病机制就可以变得清晰。西医学对银屑病的病因学和发病机制进行了多方面的研究，发现银屑病的发生与遗传、感染、代谢障碍、免疫功能紊乱、环境、天气、情绪、思维方式等自然、社会和心理因素均有关系，但对其核心发病机制还缺乏确切的认识。西医学当前的治疗方法，虽有些针对症状发生机制的药物，如某些药物可抑制表皮角质形成细胞增生，但只能控制症状，不仅不能解决复发的问题，很多时候还会有损害健康的不良反应。从现有的西医学应用药物的思路解决银屑病"根治"的问题是不可能的。承认这种现实，在现有条件下，既要努力帮助患者消除症状，又要不使患者健康受损，这才是银屑病治疗的总原则。

中医的拔罐和针灸历来为西方国家所推崇，"替代疗法"在西方方兴未艾，"替代疗法"是指超出西方既有的医疗技术范畴的种种疗法，如针灸、按摩、气功、瑜伽、心象疗法、催眠疗法，还有观察体温、肌肉紧张程度及心率、血压、脑电波等的自律训练法和生物反馈疗法等。"替代疗法"基本原则是：由精神传送到肉体，切断疾病形成的环节，实现自我治病的目的。因为情感和意志，这种人的意识状态是控制自主神经、内分泌和免疫功能的主要因素。美国一位学者认为："能量是人的本体，受本人的感情、思维方式以及他人和客观环境影响，打破能量平衡便会生病。如果能测出能量失去平衡的状况，就能设法去预防生病。"也就是说，"替代疗法"可以从整体调整，恢复机体平衡，提高机体抗病能力，从而达到防病、治病和治愈后不再复发的目的。笔者在实践中经过多年探求，创造出了"人体经络通治疗法"和"恒温离子治疗法"等方法，均属此范畴，同时获得了两项国家发明专利和一项科技成果奖。

银屑病是全身状态失衡的一种皮肤应激表现。从表面上看形成了皮损，但透过皮损我们需要得出皮肤状态失调的结论，"皮肤稳态的破坏"，或者说是"皮肤的应激反应"是全身整体失衡的局部表现。汗出情况便是皮肤状态的一个直观的指征。如果全身均匀微汗，说明气血和，便说明皮肤状态正常，如果汗出现障碍，便预示着皮肤状态的异常，气血不通。银屑病患者皮损部位全部出汗障碍，不出汗。皮损是皮肤状态异常的一种结果和体现方式，治疗的目标在于皮肤状态恢复和保持正常。

如果把治疗的目标定位于恢复和保持正常的气血和（匀汗），也就是恢复和保持皮肤的正常功能和状态，银屑病就可以治愈并不再复发——也就是所谓的"根治"。而如果将治疗的目标只是定位于皮损消失，而与皮肤的正常功能和状态无关的话，"根治"将无从谈起。要恢复和保持正常的匀汗出，单靠医生是不可能的，这就是我们宣扬"知识求医，理性治疗"

全新治疗观念的出发点，从患者角度讲，首先要选择懂得
"根治"的医生，从医者角度讲，要尽量帮助患者调整心态，
指导患者拟定安全、有效的治疗方案，不只是药物治疗，更关
注其心身状态，即增强其信心，提高其生活质量，使之尽快达
到"匀汗出"的治疗目标。如果医者都能以新医学模式作为
指导，充分发掘中医学的宝库，融合西学的前沿理念和技术，
既要消除症状，又要考虑到患者的长远利益，重要的是从整体
调整，恢复机体平衡，提高机体自愈能力，保持长久的自稳
态，以至于终身保持，由此"根治"将不再是理论而是现实，
人们不再畏惧银屑病。

很多人认为，得了银屑病将伴随终身，最后一直要把病
"带进火葬场"，社会上那些说能根治银屑病的都是骗子。笔
者认为不尽然，说能根治银屑病的医生不一定都是骗子。

能讲出根治的道理来，并且更能让大家明白，这个医生就
不是骗子；而那些用根治做幌子，吸引很多不明真相的患者就
诊，达到其捞取钱财目的的人，才是骗子。仔细分析那些上当
受骗的患者的经历，他们被骗的原因大致为以下几种情况：一
为心急；二为无知；三为不愿明理；四为好奇与幻想。"病急
乱投医"，急了就会乱，乱了就会像无头苍蝇到处乱撞，不排
除有很少的概率会撞到好医生那里，但从目前的医疗市场现状
来看，撞到骗子那里的可能性更大一些。有这样一位患者，陈
某，16岁，因为宿舍潮湿寒冷，得了银屑病，全身泛发，就
是侵入他身体的寒、湿都被身体逼到了体外，像浮土一样扫到
了家门口，治疗应该是用发散的药物帮着人体把浮土扫得干净

彻底，并且建立起日常清扫的习惯——保持正常的温通机制，这样就可以治好，并且不容易再复发。但是，患者及其父母太着急了，听说了一个土大夫能治好银屑病，就直接去了，输了不知名的液体，一周左右皮损都消了，这就是平常说的"见效"——实质上是把门口的垃圾浇上水扫到门里去了，门口看不见了，但是身体里的垃圾更多了，而不是少了，皮损减轻的代价，是人体的整体健康遇到破坏。一个月后，皮损大部分消退了，留下头顶和小腿前的皮损，颜色暗，皮损肥厚。不懂的人看来，似乎是皮损减轻了，而实际上是更顽固了，更难治了，健康状况更差了。与其说是被骗，不如说是找骗。最初的胡乱治疗和患者父母反复"病急乱投医"的努力，让陈某经过了8年不间断的乱治，后来找到笔者，经过半年的治疗，身体逐渐变好。刚开始我并没有针对她的皮损，而是调整前面一系列治疗留给他身体的混乱。对初发的急性期点滴状银屑病，我的治疗很少超过一个月，而陈某至今已经过去8年，自己找骗的代价实在是太大了！

目前，社会上治疗银屑病的骗子有以下几个特征：①网上弹广告，或承包小医院的科室；②用药不知名，都是祖传名方或自己配的药膏；③用药后可以快速让皮损消退或减轻。

二、温通法诊疗体系纲要

1. 温通法以"温"为手段，以通为目标，通又分为体内、肌表两部分：体内的通以全身气血和为标志，五脏六腑调和，情态舒畅；肌表通以匀汗为标志，适度的、正常的温润匀汗应该是解决所有皮肤问题的关键之处。通是大法，《内经》有"疏其血气令条达"，邪结久之不通，医虚助之便通，可以说通是集合了六经、八纲、脏腑、气血津液辨证的中医通则，匀汗是通的一种表现，是皮肤问题的治疗目标，温是通的手段，是治疗银屑病的核心。

2. 温通法采用一些温润的药物和手段，达到全身气血津液润畅的状态，使邪去心存，机体各项生理功能达到最佳状态。与其说是法，不如说是目的，是思路。

3. 温通法要活学活用，达到应用之妙，需要长期学习思考，任何的技术规范只是一个框架，要用到得心应手，要用得血肉丰满，不经过耐心地品味、感悟是不可能的。

4. 温通法是一类大法，以通为用，简单地说就是表通、气通和里通，表通以麻黄类方为代表方，气通以小柴胡和桂枝类方为代表方，里通以附子、肉桂类方为代表方。

5. 温通法，首先要辨阴阳，阳证易治阴证难，阳证是急证，阴证是缓证。发于局部，进展缓慢，皮损厚而硬，色泽暗，称之为阴证。治疗以大剂通散或缓剂削磨，如四道汤、散结散、四神煎、旺盛气血方等。

6. 急证一般指阳证，表现为人体反应能力强，发病急，进展快，泛发全身，皮损散而小，红、新出的多，治疗主要着眼于肌表的郁热和郁闭，方用麻黄汤、桂枝汤、升降散等。

7. 温通法还根据患者的具体情况多从经络、部位、体质等综合来考虑。如头顶，一般应用吴茱萸汤、小柴胡汤、升降散、苍耳子散、选奇汤、东垣清暑益气汤等；面部，一般应用小柴胡汤、白虎汤、桂枝汤、麻杏石甘汤、薏苡附子败酱散等；躯干，一般应用龙胆泻肝汤、运脾方、柴胡桂枝干姜汤等；胸部，一般应用四神煎、瓜蒌薤白桂枝汤、薏苡附子散等；背部，一般应用九味羌活汤、葛根汤、麻黄附子细辛汤、苓桂术甘汤等；腹部，一般应用猪苓汤、大黄䗪虫丸、暖肝煎、益气逐瘀汤等；腰部，一般应用五苓散、芍药汤、麻黄加术汤、甘姜苓术汤；腿部，一般应用芍药汤、桂枝茯苓丸、散结散等。

8. 温通法对于急症银屑病一般在 1 ~ 3 周内就可治好；对阴证、缓症银屑病治疗少则 3 月，多则数年。这时不要嫌慢，欲速则不达，其核心是建立人体新的平衡，"候气来复"，待人体自愈能力的恢复，也就是让身体气血不通的地方变通。

9. 温通法先顾整体的寒热，一般而言，银屑病患者上热下寒的较多，需要上下调整，立足中部，方用附子理中丸、乌梅丸、甘草泻心汤、柴胡桂枝干姜汤、附子泻心汤、保和丸等。

10. 温通法常顾虚实。虚有气血精神津液的亏耗，供给不足。津虚多见口唇干裂，面部及全身皮肤干燥，用葛根汤、麦冬汤、竹叶石膏汤、白虎汤等；气虚如神疲、乏力、气短、舌质胖淡，用六君子汤、补中益气汤、阳热内蒸方、养津通阳方等；血虚，面色苍白，爪甲白淡，用红参、黄连阿胶汤等；精神不振，睡眠不佳，用酸枣仁汤、麻黄附子细辛汤、封髓丹、柴胡龙骨牡蛎汤等；精虚，腰膝酸软，腿部不利，用六味地黄丸、薯蓣丸等。

11. 温通法治疗银屑病，贯穿治疗始终的是顾护脾胃，因为脾胃为后天之本，主运化水湿，主通便，复正时注意脾胃运化能力是否能接受，在治疗的最后，可以单纯地以调理脾胃为主，守住脾胃，待其自愈，用运脾方、香砂六君子汤、补中益气汤、逍遥散、保和丸、疏肝活络饮等调理。

12. 温通法的外治包括恒温离子、恒温静浴、外洗、外涂药等，恒温离子治疗是指模拟"三亚"的小环境。患者服药后立即进入恒温离子室治疗，让恒温离子从皮肤外作用于人体的同时能从里作用于人体，这样两个方向，全方位接受治疗。恒温静浴采用外循环动态恒温静浴仪，配上中药液，温度控制在人体最适宜的范围，不烫又不冷的一种温润的状态，模拟全身微汗，对于所有的皮损都有好处，局部厚结者效果更好。外洗方应遵从个体化原则：全身干燥者，先选润燥止痒方，皮损不红，可加桂枝茯苓外洗方；局部瘀结，先试麻黄汤外洗；瘙痒明显，可用止痒合剂外洗方；局部潮湿渗液，可加三黄洗剂。外涂药身上面积多者应先用恒温静浴泡澡，然后马上涂药，可先外涂食用油，外用药有西瓜霜喷剂、蛇脂膏、硫黄软膏、马应龙麝香痔疮膏、正骨水、京万红软膏、乐肤液、艾洛松、施今可等。外治法的目的在于为正常的出汗创造条件，这是和其他治疗方法不同的地方，要用安全有效的外治法帮助全身温通。

病案一：许某，女，19岁。患者起初有月经不通而后出现银屑病，皮损肥厚，斑块状，脱屑多，干燥。在外院采用清热解毒、活血化瘀法治疗两年无效。2011年1月找到笔者，首先用黄芪四逆汤、桂枝茯苓丸、麻黄汤，很快见效。2011年6月20日因月经又不通皮损加重，停汤药，改用桂枝茯苓丸、逍遥丸、大黄蟅虫丸等丸药，日3次，每次各两丸，如果月经不通逐日加量，加到每次各10丸，获月经通畅且量多，之后皮损迅速减退，半年痊愈。

病案二：姚某，男，30岁。患者患银屑病8年，为典型的阴证，皮损呈片状，色暗肥厚，舌苔白，不上火。长期采用清热凉血法和静脉滴注丹参注射液治疗3年，不仅无效而且越治越重。2010年4月23日找笔者治疗，处方为附子20克，肉桂18克，桂枝18克，干姜20克，杏仁12克，苍术12克，柴胡10克，升麻10克，黄芩12克，炙甘草12克。每日一剂，连用三月，皮损由阴转阳，之后用桂枝茯苓汤、保和丸治疗三月，身上大片皮损消退。后期服用丸药调理，一年后痊愈。

［按语］

温通法是笔者在长期的临床实践中总结命名的一种银屑病治疗新体系，与传统的常规治疗方法有根本的区别——目前临床上的治疗不论中医还是西医，都是以皮损消失为目标，这是不彻底的，所以不能很好地顾及人体的长远利益，而温通法治疗体系是以重建人体的生理平衡，恢复人体的整体健康为目标，不仅可以达到快速减轻和消退皮损的目的，而且能照顾到人体的整体和长远利益，最终达到"根治不复发"。

保持全身气血通畅，恢复正常的出汗，皮损一定会消失。能保持机体正常的温润通畅，气血津液调畅，全身出汗均匀，银屑病一定不会复发。这是临床上无数实践证明的，并且在理论上也日益完善。

为了便于大家全面了解温通法的原理以及治疗中相关的问题，让大家更好地配合温通法的治疗，笔者把患者关心的以及希望患者了解的内容尽量详细地列出来。因为这是一个新的治疗体系，很多人难以在短时间内接受。患者提出很多问题，都需要在对温通法治疗原理有系统思考的基础上才能理解，很难用三言两语解释清楚。

实际上在银屑病患者的求治过程中，患者自身的学习十分重要，学得越多效果就越好，懂得道理越多越利于疾病的自愈。有的患者要问，患者都学习好了，大夫不就没有饭吃了？其实患者太多了，再怎么看都看不完，医生终其一生，治好的患者相对于患者总数微乎其微。如果能有一种体系和方式能让大多数患者达到自愈，让医生腾出更多的时间来研究疑难病，来思考完善医学体系，让医生有更多的精力和时间去攻关，这对医生和患者来说都是好事。

医生更多的时候是要当好教练，指导患者认识疾病，正确治疗疾病和正确预防疾病，让患者自己一步一步地走向健康，并且学会怎么去保持健康，根治疾病。能离开医生了，医生的职业荣誉感也就体现出来了。希望每一位银屑病患者，都能在学了温通法以后不仅治好了银屑病，而且学会了如何保持健康，都能做自己的终身医生，不再需要我。希望每一位患者不仅自己学会走向健康的真谛，也能传播给他人，使更多的人摆脱疾病的折磨，走向健康，让人类社会更加和谐美好。

三、温通法治疗银屑病的新理念

1. 为什么要选择温通法治疗银屑病

温通法体系可以明确、简洁地把银屑病的病因说清楚，为大家指明努力的方向。经临床验证，温通法对于银屑病有较好的远期和近期疗效，有益无害，作为一种自然疗法，应该成为治疗银屑病的首选方法。

温通法体系认为，皮损是人体表达内在问题的一种方式，这种方式是大家不愿意接受的，而气血和是人体的另一种表达方式，正常的气血通是人们可以接受的方式，温通法治疗的核心就是"气血和"。

2. 温通法的目的和作用

温通法的目的不是出汗，而是恢复正常的气血和出汗；不是强发其汗，而是身体恢复健康后的自然气血和出汗，气血和汗自出；不是治疗皮损、疾病，而是恢复健康的同时治好皮损、疾病。

温通法对于银屑病患者来说是治疗，对于银屑病患者的家人来说是预防，对于貌似健康的人来讲是保健和长寿。

应该说，温通法是所有人恢复健康的一个途径，不仅仅适用于银屑病患者。

3. 温通法和其他中医疗法有什么不同

温通法强调的是目的，是以正常而健康的气血和为目标的所有方法的统称。

最大的不同就是方向的不同，其他疗法强调的是药物和方剂的作用，而温通法则强调人体正常而健康的表现。

4. 温通法不只用来治疗银屑病

温通法是以健康为目的的治疗大法，不仅适用于治疗银屑病。

正常气血和是人体健康的标志，而皮肤的健康是人体健康的一部分。所以，温通法是通过恢复皮肤正常气血的功能来恢复人体健康的一类大法。如果身体的问题都能从正常的气血来进行表达的话，那么就不需要通过皮肤病的方式来表达，或者伤及身体内部而造成更严重的后果。因此，在气血恢复正常的情况下，整体的健康就会恢复——不仅银屑病，其他疾病也都会得到康复。所以说，温通法是治疗所有疾病的大法。

5. 温通法会让皮损发出来吗

很多人误以为温通法是用"温"的方法（或用"发物"）让皮损变多，于是畏惧使用。

其实，温通法"温"的是气血而不是皮损，气血越通，皮损越少。所以，正确地应用温通法是不会出现皮损加重现象的。

6. 在温通法中，健康的长效和皮损减少的速效矛盾吗

不矛盾。"既求长效，又求速效，在保证长效的基础上求

速效"是可以做到的。

银屑病属于典型的心身疾病，皮损可以影响心理、情绪、思想；反过来，心理、情绪、思想的问题又会影响皮损，于是形成"恶性循环"的怪圈。要打破"恶性循环"这一怪圈，一方面要让患者从理论上认识到气血的重要性，明白得病的道理，知道病的来路（同时，也就明白了病的去路），知道"病非不治也"，从而理性地树立起必胜的信念；另一方面便是患者眼中的疗效，在安全、自然的前提下，在短期内取得"疗效"也应该是医生的责任，皮损越轻，患者的心理、情绪就会越放松；心理、情绪的放松，又会加速皮损的减轻，由此形成良性循环。这也就是我们积极研制恒温离子治疗室、特色中医灸、外循环恒温静浴仪、中药熏疗浴、温通保暖服等的原因。

7. 温通法就是让患者多出汗吗

这种认识是错误的。随着温通法在业内以及患者当中逐渐被认可，对其断章取义的误解和故意曲解也随之而来。确实有的疗法就是通过发汗来治疗银屑病，汗多就好得快，汗少就好得慢，无汗就不会好。甚至一些健身房、温泉洗浴中心、汗蒸馆也在做这样的宣传，这便对大家造成了误导。

温通法强调的是正常的气血和，在气血和的基础上均匀出汗（即匀汗），过和不及都是错误的。为了让大家更好地掌握出汗的度，我们提出了出汗的标准，即"四个尽量"：尽量少出汗，尽量多范围，尽量长时间，尽量和缓的态势。

温通法体系倡导的是绿色自然的生活方式，所以希望大家能在对温通法做全面了解的基础上去运动、日晒、饮食、穿衣、思考等，以免一知半解带来不良后果。

8. 银屑病与汗有关系

当人体出现了问题，需要给疾病以出路，"汗"是人体疾病的表达方式，为人体气血不通的地方给出通道。只要有皮损的地方就有气血不通，也有汗出不畅。皮损和出汗是气血和的两个表现，气血和不一定非要出汗，不出汗也不一定气血不和，但皮损消必须气血和。这就是皮损、出汗、气血三者之间的关系。但皮损这种方式是大家不愿意接受的，出汗也是人体的一种表达方式，而正常的出汗是人们可以接受并且乐于接受的，我们治疗的核心就是要保留这种疾病表达的能力，然后做出调整，让正常的出汗反映气血和，这就是出汗与银屑病的关系。

9. 健康皮肤的标志是什么

温通法认为，健康皮肤的标志就是气血通畅，汗路保持适度通畅，汗门开合自如，其表现为正常的均匀地出汗。

10. 匀汗的标准是什么

匀汗的标准，有四种表达方式，但表达的是同一个意思。

第一种方式：微汗，均匀，持续，和缓。

第二种方式：一天到晚，全身总是暖暖的、潮潮的。

第三种方式：一时许（对于外感病是一时许，对于疑难杂症应该改为尽量多），遍身微似有汗，也就是摸得到汗，看不到汗。

第四种方式：尽量少的出汗，尽量多的范围，尽量长的时间，尽量和缓的态势。

11. 温通法就是让身体出汗吗

温通法是以正常气血和为目标的所有方法的统称。温通法与其他汗法有根本的区别，温通法强调出匀汗，但不唯汗，温通法的目的不是强发其汗，而是身体恢复健康后的气血和自然出汗。得汗只是恢复气血和的标志之一，而不是最终目的。

12. 匀汗需要具备的条件

阳加于阴为之汗，出匀汗的条件一是身体内正常的水液要充足；二是身体内要有正常的火；三是正常的火加到正常的水上面变成汽，还要有正常的通道（分为内通道与外通道）让它能体现于体表。这3个条件可简称为"有水、有火、有通道"。

匀汗的程序是先"能出"，再"少出"，终"匀出"。

第一步是能出。能出汗了，才能谈到控制。如果根本无汗，也就无法谈控制。

第二步就是通过药物或者衣物的调整，把出汗多的部位控制得少一点，出汗少的部位调整得多一点，逐渐地让身体学会自己调整。最后一步就是达到全身出汗均匀。

13. 出汗多并不好

首先要明白，汗是怎么来的。从"正常出汗需要具备什么条件"的问题中，我们已经知道汗是体内的火加热体内的水后通过适当的通道气化而成。如果出汗过多，那么体内的火和水都会消耗过多，用中医术语讲就是既伤阳又伤阴，所以出汗多不好。

假设在不影响健康的前提下，身体出汗的总量应该是一定的。如果局部出汗多，把该其他部位出的汗都出了，其他部位出汗就会少或者无汗，形象地讲就是"旱涝不均"。

这是因为身体整体的调节功能弱，这种调节功能由脾胃掌控。从内调，需要加强脾胃的调节功能；从外调，可以在出汗多的部位扑粉或减少衣物等让出汗减少，而出汗少或无汗的部位可多穿衣物加强保暖使其出汗，也就是借助外力尽量使出汗变匀。

14. 为什么要关注脚背和小腿出汗

一般来讲，脚背和小腿是最不容易出汗的部位。按中医理论来讲，风从上受，湿从下受，脚背和小腿这两个部位容易有湿邪，湿邪阻滞就容易使汗路不通。如果连最不容易出汗的部位也能出汗，说明身体整体能出汗了，同时关注脾胃的调节功能，使出汗均匀，出汗就会趋于正常了。

脚背和小腿老不出汗怎么办？一是通过药物，对不出汗的部位重点突破；二是通过衣物的调整，促使不爱出汗的部位出汗。

通过衣物调整出汗的基本原则是：1∶2∶8（或1∶2∶16）。即如果在容易出汗的部位如前胸和后背，穿衣的保暖指数是"1"的话，在稍差的部位如小臂外侧，穿衣的保暖指数就是"2"，而出汗很差或不出汗的部位如小腿前部，穿衣的保暖指数就是"8"或者"16"。

其实，这只是一个大概的比例，实际运用时，要灵活，总的目标是要达到出汗均匀。

头部有皮损要关注脚背和小腿出汗。首尾相联，脚背和小腿是最不容易出汗的部位，如果脚背和小腿的出汗正常了，那么全身的出汗就会恢复正常。头部往往是皮损最顽固的地方，所以它对于出汗的要求会更高。可见，如果脚背和小腿出汗了，最顽固的皮损也就好转了。所以，头部有皮损更需要关注脚背和小腿的出汗。

皮损处老不出汗怎么办？皮损处老不出汗说明此处气血不通，可以试用硫黄。硫软膏价格低廉，不被医生和患者重视，实际上它有很好的融化皮损"冰块"的作用。它适用于被厚厚的"冰块"覆盖、难出汗的皮肤。每日涂抹不限次数（10～20次），哪里不出汗抹哪里。但硫黄皂外洗会让皮肤变干，不符合温润的原则，不建议使用。

可以借用保鲜膜和暖宝宝让身体出汗吗？保鲜膜不透气，不建议使用。暖宝宝过热，会使出汗过多，所以在得不到很好控制的时候尽量不用。最好通过自然的方法，如增减衣物、加强锻炼等使身体出汗。

出冷汗怎么办？中医有"冷汗如油"的描述，那是阴阳将绝，也就是人即将死亡的严重表现，在银屑病的治疗过程中很少会遇到真正的"冷汗"。这里说的是出汗以后感觉到冷，即汗出觉冷，而不是冷汗，原因是汗出多了。温通法中反复强调"阳气内蒸而不骤泄"，强调的是保持身热而微微出汗的状态。汗出过多，体表热量被大量带走，就会感觉冷，这时需要做的是控制出汗量。

出汗以后衣服过少，或者周围环境温度过低，也会汗出觉冷，还是需要"环境知冷暖"和"阳气知内蒸"。

15. 阳气内蒸而不骤泄

治疗的最终目的是达到"阳气内蒸而不骤泄"的状态。一方面，阳气在体内循环流动，可把身体郁结的地方打开；另一方面，阳气保持在体内，不让它很快泄掉（阳气泄掉就不能在身体内充分循环了），但还不是完全郁闭，有一个小缝儿开着，透透气，憋不坏，就像蒸馒头不能老揭锅盖，也不能一点儿气不透——不透气，锅会炸；太漏气，馒头蒸不熟。

如何从"给门开一条缝"来理解微汗？人体微汗与身体之热的关系，正如"满屋皆热，透一点儿气出来正好"，热而不闷，泄而不骤。

汗蒸与蒸气浴有利吗？根据出汗的四个标准来判断，我们要求的是"阳气内蒸而不骤泄"。汗蒸与蒸气浴的温度都比较高，汗出过多会伤及体内的正气。而且闷热的环境很潮湿，这与我们要求的温通是不一致的。

所以，我们要尽量在自然的环境中，用自然而健康的方式使身体保持微汗。

16. 银屑病的治疗不能使用寒凉药吗

这个问题不能一概而论。同样是银屑病，每位患者的病性不一样，能不能使用寒凉药，需要专业的医生根据疾病的具体情况做出判断。

温通法体系并不排斥寒凉药物的使用。温通法的原则是让身体恢复正常的气血和功能，只要能达到这个目的，任何方法都是可以接受的，包括寒凉药物的恰当使用。

从汗需要"有火有水有通道"的原理来讲，如果火太大而水少，加冷水才能既生汗又化解多余的火。

清热凉血的方法治疗银屑病是错误的吗？现代中医界对于银屑病的治疗多采用清热凉血的方法，这一方法对有些患者有效，而对另一些患者不太适合。因为人与病是不同的，所以一概而论某种方法有效与否毫无意义。

实际上，治疗方法的使用，我们不能笼统地说它错还是对、好还是坏，方子和方法，适合的就是对的，不适合的就是错的。

温通法强调的是健康的目的，但方剂和方法是讲治疗方法的性质，所以会有对错之分。

在赵炳南、朱仁康老先生的那个时代，清热凉血法作为治疗银屑病的主要方法是适合的，也就是正确的。但是，"时过境迁治宜变"，原来的治疗规范对于很多人来说已经不适合了，我们应该根据现在的人群来确定新的治疗大法。对于目前的银屑病患者，应该采用一些性热而又不烈性的药物和方法来做调整。

温通法是以目标来命名的治疗体系，只要能达到人体正常气血和状态并保持的方法都叫温通法，不管是凉药、热药、补药、泻药或者其他不用药的方法。

也就是说，温通法的视野里不排斥任何的方法，但是针对特定的患者时，会择善而从。

17. 喝了药以后身体微汗，是不是时间越长越好

只要是微微发潮（真正的微汗即不汗），时间越久越好，越久越容易变得均匀，一般两小时左右。

18. 为什么温通法治疗银屑病的同时，其他疾病也好了呢

温通法确实可以起到这样的作用，就是在治疗银屑病的同时，其他显性的或隐性的疾病也会好转，这是为什么？

温通法是以人体的长远健康为目标的治疗方法，通过恢复人体正常的气血来达到人体的整体健康，而不是仅仅针对皮损所做的治疗。

人体就像一棵大树，树根出了问题，枝叶就会有问题，疾病就是人体出现了问题之后长出的枝叶，当把根本的问题解决了，那么细枝末节的问题都会变好。

19. 皮损没有了就可以停药了吗

不对！皮损并不是判断治愈的标准，精神和气血才是我们要关注的。

有一种情况是，精神和气血都好，皮损没有完全消失，也许可以停药，停药后皮损会自行痊愈。还有一种情况是，皮损没有了，但是精神和气血的情况没有达到要求，也许还不能停药，停了皮损会犯。

所以，什么时候可以停药，一定不要自己做主，要遵医嘱。请记住，你的求医目标是根治，而不只是掩盖皮损。

四、调整"整体失衡"就是战胜银屑病

我们不能只是急着让症状消失，而应该去努力正视身体的问题。疾病是什么？是引起机体不适的症状集合，是身体内部有问题在体外的反映。如果能认可身体内本来有一个"好大夫"的说法，就可以把疾病和症状看作是体内"好大夫"对于你身体问题处置时的表现。如果尊重身体内的"好大夫"，就不要随意地压制症状。先有问题，身体反应，才有症状。压制症状，身体的问题就能得到解决吗？而解决问题，身体的症状就一定会消失。尊重人体的反应能力，尊重有问题时人体的反应。尊重身体有问题症状的提醒。医学本应该学习体内的"好大夫"，看他为了人体最大最长远的利益做了什么，而不只是为了应急压制，粉饰太平、姑息养奸。尊重皮损，尊重发热，尊重瘙痒……不要在不明底细的时候痛恨诅咒他，学会看懂身体的语言和密码，以尊重和顺应为主。生命最大，长远最佳，绿色自然最不怕。

准确地把握体质和疾病的因果关系，也就是说具有某种体质的人，容易患何种疾病是有一定规律的。掌握各种体质特征的发病规律，便可以有效地预防和及时地治疗疾病。对于体质与疾病治疗的关系有两点认识必须清楚：其一是掌握了体质与疾病之间有规律的相关关系，便可以掌握治疗时机，控制疾病的发展，缩短病程，提高疗效；其二是通过药物改善体质，消除产生疾病的潜在因素，将疾病消灭在未发病之前，或在疾病

已发之际，将改善体质与治疗疾病有机结合起来，达到根治的目的。着眼于消除造成人体不同体质类型的环境因素，如饮食卫生、生活方式等，从而在一定程度上控制或阻断某种体质的形成，从根本上预防疾病的发生。

体质是疾病发生的背景，单纯地强调疾病的分型论治，针对的是疾病的结果，是"治其然"，只有着眼于体质的运动变化，兼顾疾病、症状的治疗，才能"治其所以然"，才有资格说"治病必求于本"。目前，有很多学者强调"方证对应"，是在给后学者指出中医临床上手的捷径。如果要想登堂入室，离开对体质的思考，离开对疾病发生背景理论层面的解读，只能是缘木求鱼。黄煌教授的"方—症（证）—人"学说，不仅提到了"症（证）"，更提高到"人"，大家不可误读，黄煌教授所说的"人"，其实就是本文所讲的体质。

着眼于症状的消除是不可能达到根治目的的。只有对于疾病发生背景——体质有透明的认识，把从体质的特异性和动态变化，到疾病、症状的发生之间的每个环节都给予合理的理论解读，才可能对银屑病的复发有清晰的认识，也才可能预防银屑病的复发，达到根治的目的。银屑病患者群体中，有的冬重夏轻，有的夏重冬轻。"症"是一样的，或者说从体征上不容易区别，但"人"（即体质）是不同的，甚至完全相反。临床上统计，冬重夏轻者属于寒湿体质者偏多，而夏重冬轻者属于湿热体质者偏多。还有一点需特别强调，即在强调"药物改变体质"的同时，更强调"着眼于消除造成人体不同体质类型的环境因素，如饮食卫生、生活方式等"，此即"非药物方法"（集训式、夏令营式）的治疗模式。综合治疗顽固性疾病，主要目的在于发掘"非药物方法"在治疗中的巨大潜力。对于根治、生活方式、思维习惯、饮食习惯等的改变，是药物的作用所不可比拟的。药物使用再久，对于人体的影响也不可能超过食物和生活方式。药与"生活方式"应该是同源、同功、协同作用的。药更多的目标是消除疾病；而饮食、情绪、起居等着眼于体质的改变。只有改变了体质——疾病发生的背景，疾病才可能不再发生，得以根治。

笔者通过多年的观察与研究，发现银屑病与汗的关系，是银屑病走向根治的途径。有一银屑病患者在治疗期间被朋友叫去做汗蒸，他发现没有皮损的地方出汗，凡是有皮损的地方都不出汗。银屑病与汗实际上就是疾病与体质、气血通与不通的关系。如果着眼于银屑病的症状，可采用的治疗方法有很多，但如果要想得到根治，要想达到"匀汗"状态（实际上是一种体质状态）的恢复和保持，则被过滤掉很多方法。笔者提倡的"匀汗"就是立足长效求速效，在长效和速效冲突的时候，应该以长效为重，用是否影响"长效"来过滤众多方法可得"速效"之法。体质是个体较稳定的一种特性，改变不可能一蹴而就，需要持之以恒。从不容易患某病的体质变为容易患某病的体质，是不容易的，只不过这种转变在无意识之中，而从容易患某病的体质变为不容易患某病的体质，显得更难。因为这种转变是在医生指导下，有意识地进行。《景岳全书·传忠录·藏象别论》曰："其有以一人之禀而先后之不同者。如以素禀阳刚，而恃强无畏，纵嗜寒凉，及其久也，而阳气受伤，则阳变为阴矣；或以阴柔，而素耽辛热，久之则阴日以涸，而阴变为阳矣。不惟饮食，情欲皆然。"以上这段文字，张景岳反复提到了"久""久之"，说明这种转变的渐进性和长期性，这种改变没有患者长久的"持"是无法达到目标的。

病来也渐非如山，冰冻三尺逐日寒。《易经》坤卦中有这样的表达："积善之家，必有余庆，积不善之家，必有余殃，臣弑其君，子弑其父，非一朝一夕之故，其所由来渐矣，由辨之不早辨也。""积"是重要的，良好习惯的逐渐累积，必有所成，而不良习惯的逐渐积累，必有所病。笔者所提"身体因素"就是这个道理。"辨"也是重要的，如果在习惯形成之初能辨别其正误，不良的习惯及时纠正，好习惯大力发扬，那么一定会有好的成果，而不会出现坏的后果。"早辨"也是重要的。但早晚需要灵活地看，早晚是和别人比，更是和自己比。中国古语有"朝闻道，夕死可也"，比起那些人，如果不到那一步，听到正确道理的人都算早。中国还有一句古话："亡羊补牢，未为迟也。"出现一些不好的苗头，或者一些不致命的疾病，都可以理解为"亡羊"，如果以此为契机，早辨，及时改变那就是早，如果出现问题，急于消除症状，不思考为什么，只顾眼前，放任一个个改变的时机，那就是晚。临床上这样的例子不在少数。

中医历来重视治未病，所有大的变故都是小的错误累积而成的，如果早辨，及时改变，防微杜渐，那么大的灾祸在"未病"之前就防好了，治于无形。但是更多的人，只有到了大的灾祸到来之时才会"病急乱投医",去求"下医",求"速效",这样只能导致更大的灾祸。这些道理有些人至死也不明白,一次又一次地上当受骗。

"温通法"就是使用温通的办法,使气血通畅,"得匀汗",所谓"匀汗"就是出正常的汗,有益人体身体健康的汗,也是祛除病邪的汗,对于与银屑病患者有血缘关系的家人,都应该来学习温通法的理论体系和实践操作。对于已经患银屑病的人来说,笔者的治疗就是在纠偏,调整"整体失衡",对于未患过银屑病的"高危人群",按照银屑病患者治疗的生活习惯去生活,就是在防病,对于大多数的"健康人",笔者提倡的"得匀汗"的生活方式,是在帮助大家"积善",让健康者更健康,让不够健康的人走向健康,对于当今社会大多数人都会有所帮助。不仅治病需"温通法",平时大家锻炼身体也要追究"温通得匀汗",按照"温通得匀汗"的目标去锻炼,将是最正确的锻炼方法,"温通得匀汗"的这种生活方式,对患者来说是治病,对后代来说是防病,对于正常人来说是养生,保健。养生之道也在于"温通得匀汗"。

笔者在观察中发现,很多人"不会出汗",很多老人正在经受更年期"多汗"的困扰,我问道:"您出汗均匀吗?"所有老年人给出的答案都是否定的。这引起了笔者的重视,很多老年人经常足浴保健,但无一人脚背胫前会出汗。其实,他们不属于"多汗",都属于"不会出汗",这就叫作"出汗不匀"。正是"温通法"调整的对象。

"温通法"重在强化对于"汗"的教育,应该引起大家的高度重视。对健康来说，这远比大规模的体检经济有效，"遍身匀汗"可以说就是健康的代名词，是我们追求的目标。

生命现象是有组织，相互关联的。并且是有序的，其目的是系统要走向最稳定的系统结构，这便引出了"自组织系统"的理论。从人体系统的自组织能力角度看，发生慢性非传染性疾病（这点疾病与生物、心理、社会、生活方式、环境有密切关系，包括各类癌症、代谢综合征和银屑病等）的根本原因是整体失调，是人体系统自组织能力的弱化。整体失调是人类发生这类疾病的必要条件。在整体失调的前提下，究竟会发生哪类疾病，则与自身的生活习惯、性格、体质、遗传基因等多种因素有关，这些仅仅是容易发生某类疾病的充分条件。当前，这类疾病的研究热点多放在基因上，整体状态失调的研究没有得到应有的重视。事实上，大多数人或多或少地存在疾病相关基因。只要整体状态调节良好，即使存在疾病相关基因，疾病也不会发生。这就是笔者提到的"身体因素"致病的理论。

"人是一个维持稳态的机构，人的生命在于稳态的维持之中。"健康体现在人体是整体稳态的维持，而在皮肤方面体现的是皮肤稳态的维持。皮肤的稳态有什么客观指征吗？有，那就是汗。着眼于汗，银屑病的治疗目标就成为恢复和保持健康地出汗，而不仅仅是被动地防病、治病。这样，治疗、预防、保健、养生成为一个整体，并行而不悖，医学会变得主动而积极，真正健康的目的才会得到回归。这样的治疗理念不仅适用于银屑病，同样适用于其他慢性非传染性疾病。

银屑病作为一种慢性非传染性疾病，符合疾病是整体身心失调状态的局部体现。银屑病的发病，诱发和加重与生物、心理、社会和环境多因素相关，是全身状态失衡的一种皮肤应激表现，在发病前整体上存在"自组织能力的弱化"状态。有报道，银屑病患者存在自主神经调节功能低下和自身免疫调节功能紊乱；也有研究证明，银屑病患者常伴发代谢综合征等慢性疾病。可见，银屑病患者存在整体身心状态失调的基础，其皮损仅是局部应激体现，所以，着眼于皮损的治疗不仅不能获得真正的健康，反而可能会损害患者长久的健康，有些极端情况下无异于"饮鸩止渴"，适得其反。

银屑病患病率从 1984 年的 1.23‰到现在的 4.7‰，在银屑病患者中，有遗传家族史者仅为 10%～30%。北方患病率比南方高，冬季容易复发，居处潮湿、熬夜、酗酒、情绪波动、感冒、感染误诊等容易诱发银屑病，以上这些因素一起构成了银屑病发病的充分条件，而整体状态失衡才是必要条件。需要特别强调的是，如果必要条件不具备，即使充分条件具备，也不会发生银屑病，对银屑病发病的这一认识很重要，这为银屑病可预防、可根治、可愈后不复发提供了理论基础。我们的治疗完全应转移到必要条件上，即患者的整体状态上。基因和诱因都属于充分条件，若没有适合疾病发生的土壤，疾病也不会发生。将这些复杂的理论通俗而清晰地讲给银屑病患者听，切入点就是正常的汗出——遍身、微微有汗且均匀。只要思考，我们便可以找到"健康医学"针对每个特定疾病的客观指标，其实，"健康医学"与笔者从中医学角度出发一贯强调的"给邪出路"和"复正"（建立人体正常秩序）、"扶正"思想相同，可见中西医理论在更高的层面上可以互通。其实中西医理论最终应该走向统一，正确的、科学的理论具有唯一性。中西医不应该排斥，自我对立，笔者认为中医是从宏观（天、地、人、自然）角度认识生命与疾病，而西医更多的是从微观（分子、细胞）等角度认识生命与疾病。

当前，中医临床上大多认为银屑病是由"血热""血瘀""血虚""血燥"等引起，所以治疗上以清热凉血、清热解毒、活血化瘀等为主，但是采用上述方法治疗大多数无效，有的甚至越治越重，越治越顽固。有的从汗而治，单纯地以发汗来治疗，也不能完全达到根治。笔者经过多年研究，创立了"温通法"，一反常态，从"温""通"论治，最终让患者全身气血畅通，病邪祛除，整体健康，彻底治愈银屑病。

温通法分为温经通阳、温经散寒、温阳化气、温中补虚、温化寒饮（痰、湿）等法。

方剂举例：温经通阳、散寒化痰方，如阳和汤；温经散寒、祛风化湿方，如独活寄生汤。

常用药物：温经通阳，如附子、杜仲、威灵仙、肉桂、干姜、桂枝、麻黄、白芥子等；温经散寒，如细辛、桂枝、生姜、羌活、独活、桑寄生、秦艽等；温阳化气，如桂枝、肉桂、陈皮、厚朴、枳壳、槟榔、当归、川芎等；温化寒饮（痰、湿），如麻黄、细辛、炙甘草、干姜、桂枝、五味子、半夏、厚朴、枳壳等。

五、发热与银屑病根治

发热，中医认为正邪相争即发热，正邪斗争激烈，发热就激烈，体温就高，一些外感疾病初期，邪气盛，这时身体正气也不衰，邪气侵犯人体时，正气奋起抗邪，正邪相争引起身体发热，有时体温超过40℃。由此看来，发热本身不应该被看作坏事，它是人体祛邪而除的过程，是身体的一种保护性反应。然而，发热一直以来被医学界当作一个症状来治疗。

"温通法"不仅不拒绝发热，而且接纳发热，利用发热达到温通的境地，把发热当作一次难得的机遇。

在传染病大范围流行的时候，发热同样起着反映人体内部问题的作用，但是反应往往过于激烈，会对人体产生一些急性的、不容易逆转的伤害，按照西医的观点，体温太高（超过42℃），人体的一些酶会失去活性，引起人体一系列的生化反应不能进行，导致很严重的后果。防治传染病，要警惕发热（指过度发热），这样的惯性，让医学虽然已经进入了非传染病主导的时代，但对于发热仍然保持着过分的警惕。

然而，笔者发现，更多的疾病是不容易发热，更多的人群是不会发热的，有太多的人还惧怕发热。医学的作用在于纠偏，医生的作用在于随时权衡利弊，做出决断。当发热不足的时候，医学应该纠什么偏？当适度发热利大于弊的时候，医生应该做什么？适度发热是一种恢复和保持健康的能力，现代人有这种能力的已经不多了，我们希望能帮助大家找回这种能力，于是有了"发热"与"银屑病根治"的关系。会适度发热，说明身体阳气来复，身体变壮了，会自己调节了。每教给患者一些正确的理念，就容易根治了，这不仅对银屑病是这样，对绝大多数疾病都是这样。发热的益处，希望可以帮助大家独立思考，转变思路，更好地走向健身，保持健康，自然为根治银屑病打下了坚实基础。

1. 如何对待发热

中医对待发热，是外表散热，清里除热，甘温除热，滋阴除热等，西医多是消炎、退热。有的医生把发热当作"病"来对待（这是错误的），无论中医、西医，一见发热就想抑制它，消除它，甚至可以说是掩盖它，几乎成为一种思维定式，这样对待发热是不正确的。

我们需要思考：人为什么会发热？进而可以尝试，在安全的前提下如果不去退热又会怎样？改变对症治疗的思维惯性，从"以人为本，长治久安"来看，"放任"身体发热一段时间，对机体长远的健康更好，还是一定不好呢？最新研究认为，感冒对于人体免疫力的形成有所帮助。

下面从临床病案中选择一些实例当作理论探讨，希望给银屑病患者及临床医生一些借鉴和思考。

案例一：患者马某，男，46 岁，银屑病病史 26 年。患者银屑病病程缓慢，病变局限，皮损肥厚。已两年余未发烧。给予适当治疗后，精神渐好，出汗渐匀，局部、小腿部皮损消失，只剩头部难以攻克，常诉头面部皮损僵硬不适，整体辨证为热郁阳明，处以大剂白虎汤为主收效不显，凭借药力难于散结。笔者思索，如果可以通过调整正气，有诱因激发发热则会帮助治疗。半年后复诊：患者自诉有三四天发热，体温38.5℃，因知晓笔者关于发热的道理，故未用消炎退烧药物，4天后自行退热，感觉与之前相比明显头脑清醒，精力充沛，出汗变得容易而均匀，吃饭时小腿、足背也可以出汗，最让患者欣喜的是，烧退后，头局部僵硬感消失，自觉柔软灵活了，之后的治疗也由于这次发热而便利得多，直到最后治愈。这次发热是该患者整个治疗中的又一次至关重要的转折。

案例二：患者华某，女，43岁，银屑病病史20多年。患者初中时得了支气管肺炎，高烧不退，咳嗽严重，在医院经过输液治疗一周，症状减轻直至消失了，自以为"好了"，可是真正的麻烦却来了，患者全身开始出现红色皮疹，逐步形成小斑块，越来越多，越来越大，表皮上覆盖着一层银白色的皮屑，被确诊为银屑病。20年来，四处求医，皮损未愈，几乎丧失了治愈的信心，对生活也没有信心。几经周折，求助于笔者，经"温通法"调理半年，皮损、精神、出汗等情况都在好转，唯小腿几处皮损肥厚无变化。2010年10月23日患者出现发热，咽喉红肿，均未用药，后发烧自行清退，咽喉炎自愈，皮损也大为改观，小腿几处顽固皮损消退。之后，患者记录了这段发烧的经过：魏医生的"温通法"说如有发烧和感冒的情况，若无特殊情况，一般不要管它，让它烧下去，只要喝热水，烧自己会慢慢退掉……当天真的开始发烧了，第二天感觉不舒服，到了第二天晚上最高体温38.5℃，想起魏医生的话，只喝热水，让它烧下去，就没管它，没有吃任何退烧药。就这样熬过第二天，第三天早上量体温 39.3℃，体温升高了，身上特别沉重，难受，腰酸腿痛，一直在被子里躺着，出了几次汗，汗比较多，被子都汗湿了，换了一床被子，晚上体温依旧不降，还是 39.3℃，到第四天，体温终于缓缓降下来了，精神也好多了，可是咽部又疼起来了，而且扁桃体化脓了，但是没有发烧，还是坚持喝热水不吃药，就这样坚持了一个星期，烧退了，咽喉也不疼了，我忽然发现身上许多地方的牛皮癣没有了，小腿上比较顽固的几处皮损也消退了，只留下几块暗记。这时，我心里真是无比地高兴。

遇到银屑病患者发热该怎样处理？笔者在临床上遇到这种情况，尽量不急着去退烧，而是根据患者的整体情况和体质判断发烧情况，对于其身体造成的危害及患者可以接受的程度，准确评估发热对患者机体产生的长远影响，最终再决定退热还是助热。病机属阴者，发热多可以帮助疾病由阴转阳。笔者多会说明利害，让患者明白在保证安全的情况下应"充分发挥"发热的好处。经过发热的自愈过程助推全身经络通畅，这完全符合温通的理念，从而缩短治疗进程。有些老年银屑病患者，病史 30 年以上，皮损泛发肥厚，坚持发热 20 余日，之后皮损、出汗、精神大为改观，患者自认为"发热"治愈了很久不愈的银屑病，收到了意想不到的效果。

与此相反，临床上笔者见到更多的银屑病患者和医生由于不懂"发热"对人体的好处，一味地掩盖发热，打击发热，从而让身体变得更糟，小病变大病。如患者张某，女，20 岁，2010 年 3 月 2 日初诊，病史一个月，患者自诉一月初发烧，烧至 39.2℃，医生处以安乃近退热。一周后，身上开始起疹，最终诊断为银屑病寻常型。在安全的前提下发热，可以借"发热"进入治疗"快车道"。与此相对，发热处置不当，带来如银屑病之类的复杂疾病，便是心理、身体双重的"长痛"，而发热顶多算"短痛"，"短痛"处置得当可以预防"长痛"，治疗"长痛"。而急功近利，"对症治疗"的医生看不到这一点，遗憾的是现实中急功近利的医生太多。

身体之所以发热，是身体阳气与外邪相争的结果。初感外邪，能烧起来，整体阳气振奋就能把邪气赶走，迅速治愈疾病；久病之后，能烧起来，说明阳气的功能恢复，疾病有速愈之机。

小病不怕烧，只要安全，烧就是在治病；对于顽固的难治的病，怕的是烧不起来，而不是怕发烧。有很多银屑病患者经过偶然"发热"而获得了很好的临床效果，有部分患者是由于外感病发热被误治而得了银屑病。笔者越来越坚信正视"发热"的益处很重要，希望让更多的医生和患者认识到这一点。意识到这一点，就不会盲目地用消炎药或者寒凉中药去退烧，而是尊重身体的"自卫反击"，可以在关键时刻助人体正气一臂之力，达到温通的效果，给治愈银屑病带来转机。然而我们在临床上看到大多数银屑病患者几年甚至十几年不发热，气血不和，经络不通，皮损肥厚，没有一点向愈的迹象。

大多数银屑病患者的核心病机为寒、湿、郁、瘀导致的表闭热郁，无论皮损属热、瘀、燥等型，临床上大多数患者常常感觉身体整体暖不起来，或者身体上部容易上火而下部寒湿重。有的患者天生体质偏寒，有的则是多年用药以及生活习惯不良损伤了阳气，其有一个共同的特点，就是不容易发烧，甚至连低烧的机会都很少。笔者在患者初诊时一般要询问银屑病患者最后一次发烧是什么时间，有很多银屑病患者长年都未曾发烧。

发烧是人体郁闭的阳气被激发，同时会激发更多的阳气加入"战斗"。对于表闭热郁的银屑病患者来说，阳气不足，或者阳气不用，都存在阳气郁而难伸的情况。这个时候，只要没有生命危险，最好的治疗就是帮助人体的阳气一鼓作气，攻克顽疾。"温通法"就是用药物和一些有效的方法来提振全身阳气，战胜郁闭不通。如果医生没有十足的把握采取恰当的治疗方法帮助患者时，不如做好迎接，无为而治。"无为而治"不是不作为，而是不妄为，不乱为。静观人体自愈进程，伺机而动。有了这样的认知高度，才能在保证患者安全的情况下，从容不迫地对待发热，坐享其成，让很多难治性银屑病患者的治疗以发热为拐点出现阶段性转折。如果医生治病，只是为患者消除了症状而不考虑患者的整体情况，甚至以牺牲长远的健康作为代价，表面上是在治病，实质是在害人，真正的治愈，必须要以人为本，整体兼顾，实现人体的长治久安，这才是健康的标准。

一位高明的大夫并不应时时想着如何"干预"人体，而应学会更多地向人体的自愈能力学习，顺应自然之道，无为而治。实际上银屑病患者无时无刻不在自愈。"自然是疾病的医生，自然能自己发现治疗的途径和方法。""发热"作为人体自愈过程的外在反映，是应该抑制，应该掩盖，还是应该顺应、帮助呢？这个问题应该不难回答。总体战略上应该顺应，而战术上则需要三因制宜。

当然，临床上，的确有少数银屑病患者，因为"发热"使病情变坏。笔者曾遇到一例寻常型银屑病患者，在服用大量激素期间，主动创造"发热"（冬泳），最后变为红皮病。也有极少的患者在"发热"过程中没有控制好反应的进程，导致"发热"太高，留下后遗症。我们的态度是，在临床中遇到发热应积极疏导，而不主动创造发热，接受人体主动提供的治愈机会，而不在人体上制造现象。

2. 发热与温通法

发热，从本质上来说是人体正邪交锋的外在表现。如果正气不足，是很难发热的，或者说是很难发高热的。而没有邪气，人体也不会发动正气抗邪表现为发热的。如果人体在发动正气发热抗邪，希望把邪气清除，而医生用了针对"发热"的对症治疗，实质上是在打击正气抗邪的攻势。热退了，从表面上看是"病好了"，实际上是正气受伤了。后果是正气再也无力组织攻势（外在表现是发热），以消除"发热"为治疗目的的医学该欢庆胜利了，而其实质是正气的衰弱。另一种后果是正气在短暂的受挫后，稍做休整，继续组织抗邪的攻势——发热。那么以压制症状为治疗目的的医学便会认为其是"反复发热"，为难治之病，而其实质是正气虽然受挫，却还能组织起新的攻势，恰恰说明了身体较好，我们治病也应抓住事物的本质，抓住了本质，就赢得了主动。

"三阳易治三阴难"，三阳三阴如何分辨呢？《伤寒论》第七条"病有发热恶寒者，发于阳也；无热恶寒者，发于阴也"给出了答案。由此，我们可以得出一些初步的结论："发热银屑病"要比"无热银屑病"容易治。《素问·热论》也表达了类似的思想："今夫热病在，皆伤寒之类也……人之伤于寒也，则为病热，热虽甚不死。"既然这样，我们就应该不惧怕"发热"，而应该警惕"无热"。如果一个基层医生将"发热银屑病"治成"无热银屑病"，我们首先不应该随意地鼓励，进而，我们还可以怀疑他治错了，治坏了。治疗从根本上来讲应该是让患者越治越不容易得病，越治病越少，快速地解除症状是不应该受到鼓励的，除非有其他更严重的后患或者生命危险，很多时候往往是欲速则不达。

笔者曾治疗一例慢性湿疹患者，45岁，男性，治疗效果比较满意。今患者对中医产生了浓厚的兴趣，希望笔者为其治疗反复发热，其情况是：一月便发热二次，全身酸软、乏力，每次发作都要用较大剂量抗生素一周左右才能退烧。已持续数年，深为苦恼。笔者首先为他解释了"发热"这个症状作为抗邪的反应对于人体健康的积极意义，接着嘱其发热时马上找笔者诊治。患者半信半疑，等到下一次发热之初，找到笔者，笔者为其开了疏风透邪的药，然后嘱其不到万不得已，不要输液，方子也可以备用先不吃。患者数日后复诊，说未用药，发热到42℃，持续1~2日，后热自退，嘱继续观察，看热是否会反复之后，长期随访，未再发热，于是摆脱了不断输液之苦，患者非常感激这次发热。

以上病例，患者正气抗邪的能力是顽强的，被不断地打击，还在"屡败屡战"，但是医生和患者多不能正确地认识"发热"的价值。在保证安全、精神好的前提下允许正气"发热"驱邪外出的时候，正气把"发热"的能力发挥到了极致，逐渐"热"到42℃，把该驱散的邪气都驱散出去了。因为"邪"导致的不通都在持续的"热"的状态中变通了，不必再正邪交争，于是反复发作的"发热—输液"的恶性循环也结束了。何乐而不为？

然而，临床上笔者也遇到有反面的例子，某患者，女，32岁，银屑病皮损以头部、四肢为主，经过一段时间的调理和药物治疗，全身皮损已大部退去，气血变通，出匀汗，精神也都很好，在这种情况下，自行停药三个月，突然与笔者联系，说不久前"发热"到39.2℃，然后到当地卫生室输液用了抗生素，感冒"减轻"了，接下来头顶、四肢又出现皮损，身上有很多小红点……甚为苦恼和惋惜。笔者反复强调慎用寒凉药，其中重点强调要慎用消炎药，同时，笔者反复强调过不是感冒引起银屑病的复发和加重，而是感冒误治诱发和加重银屑病。"发热"功能的恢复实际是身体抗邪能力恢复的一个好现象，可以把在表之邪"热"通了，对于银屑病有治疗作用，银屑病的治疗关键也在于机体的气血通畅。这就是我们提倡的"温通法"。

前车之覆，后车之鉴，希望其他患者不要重蹈覆辙！适度地"发热"对于气血的通畅和在表之邪的祛除都是有利的，对于保持健康是有益的，千万不可误治、压制，只要安全，一般成人发热不超过 41℃，小儿没有高热惊厥史者在 38.5℃ 以下，退热和消炎药物要尽可能不用。但是不管是成人还是儿童，发热出现情绪异常，脉搏、表情、血压等其他出现异常，应立即到医院进行处理。

3. 正视发热，顺其自然

实际上，很多症状对于人体恢复健康是有积极意义的，最典型的症状如呕吐、喷嚏、咳嗽等。一个酒醉状态的人，因为饮酒过量，越过了身体的耐受程度，不但引起了呕吐，把过量的酒精呕吐出来以后，身体不至于吸收过量酒精引起中毒，所以呕吐对身体而言是一种保护反应。在这种情况下，呕吐作为一种症状，我们不能压制，而应该鼓励。帮助这个"给邪出路"的过程进行得更顺畅。喷嚏和咳嗽的原理都一样，身体内有垃圾，应该排除，排除的时候会出现症状，这种症状首先应该得到尊重，不应该不分青红皂白地盲目压制，而且在很多时候需要鼓励和帮助。只有在自发排邪的行动只是消耗正气而没有排邪意义的时候，才给予适当的控制。如剧烈喷射状呕吐、咳嗽无痰带血时，这时呕吐和咳嗽就属于无效"劳动"，应该加以适当控制。发热也是一样，发热是症状，而不是病，发热在很多时候，是因为身体健康出了问题，人体本能地治疗和纠正身体的健康问题，因为治疗和纠正需要调动人体的正气，其表现于外就是发热。其实银屑病皮损也是这样，皮损只是症状，不是病。

临床上，很多患者就因为偶尔的发热，病情出现了转机，那么发热到底对人体有多大的意义，请看下面这个病例。

闫某，男，22 岁，平时容易感冒，患银屑病 7 年，属典型的慢性顽固性银屑病，皮损肥厚，皮肤色暗红。2010 年 10 月，经各地治疗无效后找到笔者，皮损局限于头部和后背，干燥、脱屑，诊断为寒湿郁滞，内有郁热。按照笔者的经验，治疗会很困难。试探性地开药：半夏 10g，陈皮 10g，厚朴 10g，诃子 10g，麻黄 10g，黄精 10g，黄连 10g，生姜 15g，蝉蜕 6g，僵蚕 6g，7 剂。服药后，患者感觉身上比较舒服，痒减，但皮损和出汗无明显变化。因患者家在外地，来去不便，如此加减调方 3 个月，治疗无进展，一筹莫展。接下来，一次意外的发热为治疗带来了意想不到的效果，出现了巨大转机。患者自己详细记录下了发热的经过。

1 月 8 日，骑摩托车回家时遇大雨全身淋湿。

第二天上午，感觉头身疼痛，颈项不适。午饭后，头疼脑晕加重，下午 3 点钟局部开始发热，半小时后胸腹部开始发热发烫，随后全身开始发烫，20 分钟后量体温 38.4℃，全身酸软，到晚上体温仍有 38.5℃，电话询问当地医生后未吃药，嘱其在精神尚可情况下，观察，多喝温水，在家休息。

第三天上午，量体温 40.5℃，头晕目眩加重，全身乏力，微汗。到当地医疗室询问医生说可以输液，但不用抗生素。于是去找输液而不用抗生素的大夫，没有找到。到中午 12 点后，自己感觉体温下降，测量体温未减，头晕目眩感觉减轻。吃了一小碗粥。中午 12 点半左右，感觉精神好转，到户外活动，下午 3 点，测体温为 39.5℃，头痛减轻，晚上 8 点，体温降到 37.6℃，晚上 9 点，头晕、头痛等症状全部消失，头皮及全身出现一种通畅感觉，头皮不绷紧了，精神状态良好，晚上 9 点半吃了一碗小米粥，睡觉前测体温为 37.6℃。

第四天早上，起床后精神状态良好，全身感到特别轻松，体温为 36.5℃。

通过以上的病例，我们可以看出，经历偶然的发热，在没有药物的干扰下，人体自主地完成整个发热到热自行消退的过程之后，患者的治疗进入了光明大道。皮损很快大部分消失，出汗变匀，恢复了健康状态。发热竟然具有如此良好的效果，医生在这里做的，只是帮助患者认识到适度发热的好处，没有去干扰人体正气的自愈反应而已。此患者本属阴证银屑病，而发热属阳性过程，阴证银屑病借助发热的过程，达到宣化湿郁、热散郁化的结果，机体发生了质的变化，从而彻底改变了人的体质。

人体本来就有与生俱来的自愈能力，医生能做的只是帮助和顺应人体的自愈趋势。作为医者，一定要明白"疾病从本质上是自愈的，治疗只是为自愈扫清障碍和创造条件"，只有这样，我们才能成为一个"顺应自然，以人为本"的称职医生。

感激发热！发热是人体自愈能力的一种反映，压制发热在一定程度上就是压制人体的生机和活力。当然，感激发热，顺应发热甚至创造发热，一定要在保证患者生命安全的前提下进行。西医学研究证明，发热可以激活体内的一系列免疫性因子，一般地，人每感冒发烧一次自愈后，身体的免疫水平要上一个层次。

如果身体有问题，却不能反映出来，那不是好事。

医学只是要解决有问题时人体的过激反应，如果医生缺乏认识的高度，会导致适度或者连适度都不够的反应被归入要"解决"的行列。这就好比吃东西太快会噎着，我们反对的应该是吃东西太快，如果认识不够到位，我们会把正常速度的吃饭，甚至连吃饭也一并反对了，这便是"因噎废食"。这种情况经常发生，目前，发热正处于这种"人人喊打"的境地。患者一发热就害怕，而医生迅速制止发热对于人体长久健康不一定有好处，并且在笔者治疗银屑病实践中形成了"不怕发热，就怕烧不起来"的情况，这就是"温通法"的一部分。患者们一次次的发烧的确带来了好的结果，对于这样好的治疗规律，公之于众，供同道参考。医学的本质是纠偏，医疗过程的实质是权衡利弊，其核心和评判标准在于"中"以及人的长远健康。在对高烧的坏处认识不够的时候，医学应该主要"纠"过之偏；而在对高烧的益处认识不够的时候，医学应该主要纠"不及"之偏。"过"与"不及"都是病，纠偏勿过要在"中"。

以下是笔者碰到的一些实例，很多都是患者的自述，希望病友和同道从中受到启发，重新认识发热。

病案一

陈某，男，73岁，湖北人，银屑病病史56年。患者全身大片弥漫红斑，多年治疗无效。2010年5月20日初诊，治以温酒配合桂枝茯苓丸、逍遥丸、四神煎等方口服。从2010年6月25日开始发烧，体温最高达38.2℃，持续一个月左右。

之后治疗进入坦途。初诊，笔者告诉他这种类型的银屑病的治疗要以年为一疗程，然而持续地发热，还有发热后身体的大范围瘙痒帮了大忙，到 2010 年 12 月，患者仅剩小腿部无法出匀汗，其余皮损均消退，神情、出汗、皮损等都取得了极佳的效果。

以下是患者的口述：

我刚参加工作是在 1956 年，吃住在工厂，车间潮湿，长时间晒不到太阳，患上了银屑病。一开始病不重，只是头部有几点皮损。当时无钱医治，到了 20 岁，调到了一个好点的工厂，享受公费医疗才开始治疗。从 1956 年到 2010 年的 50 多年中，每次治疗总要遗留几处皮损无法消除，医生也没有更好的办法，称这算好了。但是过 1～2 年又严重了，这样反复发作 54 年。2010 年 5 月 20 日，我听朋友说魏晓文大夫治疗银屑病有独到的办法，效果可靠，决定来找魏大夫看病，魏大夫看了之后，决定吃中药治疗，不忌发物，多吃牛羊肉、鱼虾、韭菜等，忌食生冷，适量饮酒，多晒太阳，多穿衣，多运动出匀汗，大约有一个月，患者开始发烧，体温在 37.5～38.5℃，这样的低烧整整持续了 20 多天，额头、前胸、后背、腹部、臀部、腰部、四肢内外侧、脚底却出现了新疹（笔者注：应该是新的小疹子，是聚变散，由厚向薄转变的好现象，是人体反应能力变好的表现，千万不能认为是变坏了）。后来，病情就慢慢减轻了，皮屑变薄了，颜色也变淡了。渐渐地，烧退了，瘙痒也就相应减轻了。半年后，皮肤基本恢复正常，精神好，自患病以来，从来没有如此好到这种程度，如今，还服魏晓文大夫的中药，巩固成效，为的是彻底断根，防止复发。永远摆脱银屑病烦恼。

病案二

侯某，男，28岁，湖南人，病史7年，2010年7月27日初诊。患者银屑病皮损肥厚，顽固，进展缓慢，诊断为阴证银屑病，治疗以真武汤、吴茱萸汤、四逆汤、暖肝煎、桂枝茯苓丸等。治疗期间出现高烧。以下是患者自述：8月5日，因为骑摩托车下雨身上淋湿，晚上10点开始吃药，每隔20分钟吃一包，11点吃完，温酒一两服下，盖被睡下。自觉身热，夜里1点身大热，身上头上全是汗，全身燥热难忍，很想抱块冰在怀里。头上、身上痒，用手抠头上皮损，很软，很好抠。第二天起床，觉得身体很轻松。上班至9点，觉得头晕目眩流清涕，可能要发热，赶紧量体温38.6℃，中午不想吃饭，只进食少许，在办公室休息，未开空调，觉得头痛头晕加重，流鼻涕，全身酸软，心慌，量体温39.8℃。连续几天不想吃东西。晚上回到家倒头便睡，直到第二天中午12点起床。其间，全身在被子里全是汗，感觉很轻松，量体温37.9℃。第三天，体温一直维持在38℃左右。第四天，体温下降至37.3℃以下，恢复正常体温。第五天，体温再也没有超过37.2℃。从此以后，皮损增多，但没有紧巴巴的感觉，皮损虽多但变薄，实际是泛发而薄的意思（笔者注：从机理上讲，是温通法提倡的由阴证向阳证转好，由不通向通的转化）。

到2010年9月18日，患者皮损很薄，有很多大块皮损中间完全变平，出汗明显变匀。阴证皮损治疗2个月，如果没有发烧，很难达到如此佳效。有患者要问：我们也去淋一场雨如何？也能发烧吗？笔者答：发烧与否，要看身体的反应能力，如果身体内已经"筹备"好，很多不期而遇的诱因都会激发身体的反应导致发热。如果没有"筹备"好，去做一些无益的尝试，无异于兵练了一半就上战场去送死，这对以后组成有效的作战部队是一种损失，是得不偿失的。

病案三

姚某，男，15岁，武汉人，2010年2月13日初诊。患者经两医院确诊为银屑病，无好的治疗方法，经人介绍，求治于笔者。两年前，双下肢粗糙，食欲好，形体不断肥胖。家长说其小时候身体不错，皮肤光滑，后来喜欢吃雪糕，吃了也没有什么反应，不会发烧咳嗽，以为孩子身体好（笔者注：没有反应不一定就是身体好，恰恰说明身体不好，只是身体没有能力表现出来而已）。加上不懂得阳气对于小儿生长发育的重要性，于是买了大量的食物放在冰箱里让其享用，两年后，恶果出来了——银屑病，发育迟缓，肥胖。经笔者诊断，考虑为少阴阳虚，阳明瘀热，治以白虎汤合真武汤、小青龙汤、五苓散、平胃散、二陈汤等调理。2010年6月15日，患者开始了两年来第一次发烧，体温最高达39.5℃，没有用药（在安全前提下，发烧是身体的自愈能力在觉醒，对于治疗和身体恢复健康都很有好处，于是多数患者不再怕发热，都在盼发烧。烧起来都是通过休息喝水等自愈，而多数患者还是烧不起来），皮肤明显变平，皮损好转，体重减轻5kg，发育明显变好。

通过以上病例可以看出，发热起到了加速治疗的作用，更准确地说是笔者对于发烧的正确认识，给了患者提升自身反应能力的机会。笔者的"温通法"治疗方案，给予了人体反应能力足够的尊重，不仅没有压制人体的正气，反而有"创造发热"的潜在作用。当人体的正气能量蓄积到一定的程度，就达到祛邪而除的足够能量。通过发热这种形式，祛除邪气。

4. 蓄积能量，创造发热

有些人淋雨后会发烧，而另一些人淋雨后只会怕冷，不会发烧，这是因为前者的身体已经做好了阳气储备，有诱因激发，就会发热。而后者没有阳气的准备，有诱因，只能是对于阳气的破坏，而不可能激发身体的优势，这也就是不能主动地创造诱因的原因，发热只能是诱导，但是不能制造。人体内自有"好医生"。可是，我们在没有足够的把握判断身体外的医生比身体内的"医生"好时，最好不要乱处置，这就是中医古谚"有病不治常得中医"的真谛。有问题时，人体内的"好大夫"多数会以发烧的处置方法来治疗，而人体外的一些医生会去压制，这不是和人体的自愈能力唱反调吗？更严重一点说：是在残害身体的自愈能力。疾病终究是自愈的。医生的治疗只是为人体自愈创造条件和扫清障碍，但愿医生和医学界能时时记住这句话，正视发热是第一步。

正视发热、珍惜发热、感激发热、享受发热，医学和医生应该为适度发热创造一些条件，简称"创造发热"，也就是我们常说的"发热温通疗法"。

有了正气的储备，诱因总会有的。没有必要去关注诱因，那些都是可遇而不可求的，我们能够左右的，也就是有意义的事情是：储备正气，积累发热的能力。做好该做的，静静等待诱因的来临，这就是所谓的"发热温通疗法"，也可以称之为"创造发热"。一切过多的处理都是画蛇添足，甚至有害。

六、发汗与银屑病根治

"温通法"也讲得汗，但不唯汗。"温通法"把出汗当作一种状态、一种标志，银屑病患者皮损部位不出汗，那是因为气血不和，只有气血和才能出汗。"温通法"追求的是"匀汗"，即均匀地出汗。反过来说，出汗也不一定是气血和，有许多病汗和非正常出汗也是气血不和的表现，如冷汗、黄汗、黏汗、猛汗、盗汗、局部出汗等。所以单纯地从汗而论是不能根治银屑病的。

《素问》云："其在皮者，汗而发之。"提示人们"汗法"为治疗银屑病的正确方法。"汗而发之"之"汗"，当为"匀汗"，为治疗方法的检验标准，而要达到"匀汗"的标准必须采取"温通"的方法使"气血和"。不论采用什么样的治法，达到并且保持长久的"温通匀汗"，则治疗是正确的；无论什么样的治法，即使达到了皮损消失的目标，但最终没有达到长久的"温通匀汗"，则治疗是不正确的，甚至从根本上讲存在着方向性的错误。

中医对于"出汗之理""得汗之法"以及"汗后护理"等有非常详尽的、系统的论述。《伤寒论》桂枝汤方后注云："一时许，遍身漐漐微似有汗者益佳，不可令如水流漓，病必不除。"《医学衷中参西录》云："人身之有汗，如天地之有雨，天地阴阳和而后雨，人身亦阴阳和而后汗。"《八法效方举隅·汗法》云："发汗之道甚多：内因气结，则散其结而汗出，内因血闭，则开其闭而汗出，内因水停，则化其水而汗出，如因热壅，则清其热而汗出……神而明之，存乎其人。"《伤寒直格》云："夫大汗将出者，慎不可恨其烦热，而外用水湿及风凉制其热也。阳热开发，将欲作汗而出者，若为外风、凉、水、湿所薄，则怫热反入于里而不能出泄……亦不可恨其汗迟而厚衣壅覆，欲令大汗快而早出也。怫热已甚，而郁极乃发，其发之微则顺，甚则逆。"银屑病中医治法系统的意义在于"阴阳和而正汗"，即"匀汗"。所谓"匀汗"是指全身均匀地出汗，有四个要点：第一，出微汗，微似有汗，扪之湿润即可，千万不能大汗淋漓，大汗淋漓必伤阴伤阳，病必不除；第二，遍身均匀地出汗，从头至脚全身各个部位都出汗，不能只是头颅、胸背等局部出汗，其他部位不出汗；第三，持续出汗，不能间断出汗，时间要持续两小时以上；第四，出汗要和缓，以一直不间断地出小汗为宜，不能出一阵急汗猛汗，过会儿再出阵猛汗。

七、夏天出汗过多好不好

夏天来了，很多地方开始热了起来，每到这个季节，就会有人有这样的疑问："出很多的汗，是不是对身体不好？"或者说："出汗就会把身体内的毒素排出去，是好事。"

汗是由汗腺分泌的液体。当外界气温升高，或体内产热增加时，人体为了调节温度，就会发汗。有的时候精神紧张亦引起发汗，发汗中枢分布于中枢神经系统各部位，正常人 24 小时内不知不觉蒸发 600~700mL 水。

中国人对汗的认识非常早，比如长沙马王堆三号汉墓出土的古帛书《足臂十一脉灸经》指出，足阳明脉，其病"热汗出"；足厥阴脉，"阳病北（背）如流汤，死"。

而《黄帝内经》里，也提到了大量的关于汗的内容。但是，我们中医并没有把汗当作仅仅调节体温的液体，相反，却认为汗非常重要。

中医认为，汗是人体五液之一，人体内的津液出于腠理，就叫作汗。《素问·评热病论》说："汗者精气也。"中医还有这样的说法，叫"汗为心之液""血汗同源"等。

那么，为何中医会有如此独特的认识呢？汗到底是废物还是好东西呢？

其实，我觉得中医对于汗的认识，是比较深刻的。

首先，我们问大家一个问题，"水"是好东西还是坏东西？

大家的回答会很不一样。其实，水本身不好不坏，它被我们的身体利用了，成为血液津液的一部分，对身体有利，则是好的；如果没有被身体利用，淤堵在身体内部泛滥成灾，则就成为水湿之邪。

汗，也是如此，汗的本质其实就是水（汽），在体内，它们构成了血液和津液，所以，中医说"血汗同源"，它们的来源是一样的。

但是，我们也千万不能认为汗就是水，水被喝进人体，那是要经过人体的转化，在正气的作用下，才能被转化为津液的。

所以，有的人正气不足，虽然喝很多水，但是水湿却越来越重，津液气血却不足，就是这个道理，它没能完成转化。

此时，已经被转化为津液和血液的液体，在身体需要的时候，再被变成汗液排出体外，此时排的可不是简单的液体啊，而是津液的一部分。甚至，也是血液的一部分。

中医认为心在脉为血，在津为汗，汗与血同源，由阳加于阴，气化而成，故称"汗为心之液"。

总结下来，过度出汗，会导致下面这些问题：

1. 津液受到影响

津液出于腠理为汗，在津液本来就不足的情况下，汗出过多则损伤人体的津液。如《灵枢·决气》说："津脱者，腠理开，汗大泄。"临床常见口渴，欲饮水，小便不利等症状。

2. 血液受到影响

《灵枢·营卫生会》所谓"夺血者无汗，夺汗者无血"，《伤寒论》疮家、衄家、亡血家禁汗，就是因为这个原因，对于失血之人发汗，是临床上的大忌。汗出伤血，临床常见身体疼痛、麻木、手足抽搐、心悸、目眩昏花等症。所以，对于血虚之人，夏天大汗淋漓，是对身体不利的。此时，该做的事情是养血，这是最重要的。

3. 气随汗泄

汗的形成，要通过气化作用才能完成，腠理开泄，汗出过多，人体之气亦随汗而外泄。《素问·举痛论》说："炅则腠理开，荣卫通，汗大泄，故气泄矣。""劳则喘息汗出，外内皆越，故气耗矣。"而反过来，当一个人气虚，尤其是心气不足的时候，天气一旦炎热，则容易大汗淋漓，这是心气不能内守的缘故，此时的大汗，对身体也是没有好处的。对于这样的人，我建议服用一下生脉饮，此方滋养心气，气阴双补，尤其适合盛夏时节的气虚之人。

此外，湿热重的人，在夏天的时候，也会大汗淋漓，这样的人，汗往往会带点黄色，比如穿的衬衣上会有显现，此时需要清利湿热，才能使得身体正常。

大汗淋漓，暂时性的出现是可以的，但是，如果常常如此，对于身体稍微有些失调的人，是不利于健康的。

可是，反过来说，现在很多人夏天就一直躲在空调房间里面，一直不出汗，这样好吗？

答案是，这样也是不好的。

因为夏天，此时毛孔开张，皮肤腠理疏松，人体阳气在外，这是大自然给人们安排的节律，我们人体早就适应了这个节律，一到夏天的时候，阳光等各种外界条件的提醒，会让我们的身体立刻进入这个状态，可是，此时您却躲在空调房间里，一点都不出汗，这会导致气血壅滞。室内空调很冷，会使皮肤局部瘀滞而导致很多问题。

所以，夏天出汗是好的，可以疏通体表，排出体内的淤积，促进气血通畅。

但是，大汗淋漓则不应提倡，我觉得这对身体并没有什么好处。应一滴汗出遍全身（细心揣摩：热而无汗），决不能大汗。

八、药物不能根治银屑病

银屑病的发生和复发受多种因素影响：银屑病是由基因和环境因素共同作用而诱发，不可能用药物来根治。由于现代生活节奏加快，各种压力增大，银屑病患者的数量逐年增多，同时过多的药物治疗干预使对治疗抵抗的顽固性银屑病患者也随之增多，使得当前银屑病的治疗复杂化。如曾经接受乙双吗啉、氨甲喋呤等免疫抑制剂及泼尼松等糖皮质激素的不规则治疗，虽然开始治疗时反应尚好，但停药后很容易形成"复发—加重—顽固"的恶性循环状态。

社会心理应激也是导致顽固性银屑病患者疗效不佳的重要原因。美国斯坦福大学的 E. M. Farber 教授于 1968 年、1974 年分别报道了对 2144 例和 5600 例银屑病患者的研究报告结果，分别观察到有 40% 的患者在焦虑时发生了银屑病，有 1/3 银屑病患者新皮损的出现与焦虑有关。患者患病之后，由于疾病反复发作、迁延不愈等因素，带来心理紧张、焦虑、恐惧、烦恼等负面情绪，造成恶性循环。这些负面情绪又作为一种继发性致病因素，进一步加重神经内分泌免疫功能紊乱，加重银屑病的病情，产生治疗抵抗，导致病情迁延不愈。

九、银屑病治疗过程中的转归

有的慢性顽固性银屑病治疗很长时间后，皮损和身体状况丝毫没有变化，大多是药不对症，在这种情况下要调整思路。临床上经常遇到银屑病患者在治疗期间或治疗间歇，皮损发红、瘙痒，出现新的皮损、烦躁等症状，这种情况的出现究竟是好事还是坏事，这不能简单地下结论。还是那句老话，要看身体的整体情况，有一部分银屑病经过积极治疗，身体由阴转阳，由不通变为通，体内正气蓄积到一定程度，祛邪外出的过程中出现瘙痒、红或许多新的小而散的皮损，这是疾病向愈合方向转化，是好现象。而另有一些银屑病患者未经治疗或治疗方法不是温润出匀汗而是相反，则出现了瘙痒和新的皮损，而且皮损变肥厚，这是疾病向坏的方向转化。

痒是由什么原因引起的，是热、风，还是燥呢？痒和红一起出现意味着什么？其背后的病理机制是什么？要回答这个问题，先来看下面的案例。

一位老年患者，病程 20 余年，在当地找了几个老中医用清热凉血的方法治疗 4~5 年，治疗后皮损范围有所减少，但身上冷，胃难受，食欲及消化差。自觉身体不断变差，疲劳、易患感冒，就是不发烧，大片的皮损总是不见动静。患者几经周折找到笔者，用温通法调整，以"正常出匀汗"为目标，先后用了四逆汤、麻黄细辛附子汤、真武汤等，有些温药用到最大量，如桂枝用到 90 克，黄芪用到 100 克。有同事问：患者能承受吗？我认为，身体受邪之偏已久，不用大量难以纠偏，药以胜病为要。

如此用温通法，经过一段时间的治疗，患者整体情况和皮损都在变好，但是皮损变化不大，患者皮损虽在不断变红、变小，但是变化很慢，这其实是身体在蓄积能量，等待量变到质变的那个转折点。半年后，患者出现剧痒的症状（平素几乎不痒），每晚睡到被子里一热就开始痒，痒到不能睡眠，痒的同时，患者整体状态很好，舌质变得红润，这是个由"痒"领衔的"由不通转通"的过程。在整体状态变好的同时出现，一定是好现象。痒是气血半通不通、欲通未通的中间状态。等到都长好了，都通了，就不痒了，痒就是温通的表现。《内经》讲"谨熟阴阳，无与众谋""察色按脉，先别阴阳"。作为医生是不应该阻止这个痒的过程的，一个半月后痒结束了，患者身上大块皮损消退80%以上。患者说："痒的时候尽管很难受，但我还是希望继续痒，直到最终全好。"

通过上述例子，大家可能会认为，皮损发痒一定是好事，其实并不全是这样。下面我们再来看另外一个案例。

患者，女，银屑病病史10年，胸腹及后背布满大块的皮损。从起病开始，瘙痒就在不断加重，并且伴随瘙痒皮损也在不断地增厚，变大。通过综合判断，这对于人体整体和皮损都是不利的，于是制订了养血润燥、温通散结、疏风止痒的方法，经过半年的调理，患者的瘙痒慢慢地减轻，皮损也在慢慢地变薄变散。一年后，痊愈。

通过以上正反面两个案例可知，对于皮损发痒不能简单地判断是好是坏，痒是人体反应能力的体现，痒是介于通和不通之间的中间状态，痒可能是"自愈"，也可能是治不对症而"加重"的表现，还要根据身体的整体状态和皮损变化来判断。

那么，我们怎么来判断痒的好坏呢？出现痒的时候，我们需要综合而动态地判断它，主要看精神和整体情况如何，以及皮损是在变薄变散，还是变厚变聚。如果患者曾处于完全不通的状态，那么皮损发痒是进了一步，可以判断是通，是往自愈的方向走，但如果患者是从完全不痛不痒的状态，发展变化为皮损发痒，则不可误认为是通，不可误认为是疾病向好的表现。出现痒的时候，我们首先不能盲目地认为是变好，更不能盲目地认识是变坏。没有问题的时候不会痒，而有问题但人体反应能力很弱时也不会痒。具体问题要具体对待，如果要从皮损上来看轻重的话，通过痒与不痒是无法判断的。皮损的"厚薄"和"聚散"才有意义，简言之，我们只需要关注"皮损薄不薄"，进而观察身体的整体情况是向好还是向坏。

前几年越来越多的牛皮癣患者到海南"裸晒"，"三亚裸晒"经过媒体的持续报道，刚开始被公众嗤之以鼻，后来才知道裸晒的人大都是银屑病患者，由此将银屑病推进了大众的视野。媒体的报道中有这样的描述："银屑病是一种顽固性皮肤病，该病病因不明，无从根治缓解，医学上认为，适当晒晒能缓解该病恶化以及给患者带来的痛苦，这些银屑病患者如此描述他们的症状：干燥后皮肤会撕裂流血，隐私部位长时间不晒，寸步难行。"

我们应从"三亚裸晒"这一事件中有所启迪，一是中医学认为银屑病病因明确，病机清晰，治疗方法系统，可以根治。西医学认为的无从根治给患者带来的是绝望和无助。银屑病是一种典型的心身疾病，信念的缺失对于治疗的影响是巨大的，要战胜任何疾病首先是要树立信心。中医学客观地提出本病的病因为气血不通，而恢复正常的气血通，保持正常全身均匀地出汗就是治愈和根治的机理，这些为患者治愈银屑病、走向健康提供了可靠的保证。二是"三亚裸晒"对于银屑病治疗的科学性要点有三：精神上的放松；帮助身体变通适合的温度；改善干燥适合的湿度，这些正好暗合了笔者提出的"温通自然疗法"治疗的核心精神。银屑病的病因为寒湿瘀郁，"适当日晒能缓解该病恶化以及给患者带来的痛苦"，这句话本身就包含了银屑病治疗的科学道理。医学的根本目的应该是让人少痛苦，更健康地生活，如果现有的"医学"不能很好地解释已经有效并且安全的"晒"的方法的科学性，就应该反思现行医学的不足。三是银屑病患者中，隐私部位患病的不少，"干燥后皮肤会撕裂流血，隐私部位长时间不晒，寸步难行"，也不尽然。如果干燥导致撕裂，最直接的方法是抹油，一天可以用到10次以上，达到一种温润的状态，这样有助于皮损消退。阳光、海水、沙滩带来的身心"温润"对银屑病的康复是有利的，而"裸晒"则完全没有必要，本人提倡银屑病患者要适当日晒，要"晒皮损，少晒健康皮肤"。

　　为了让更多的银屑病患者认识这个病的实质，特举下面这个实例以说明。患者，男，34岁，常住加拿大，2011年10月

9日初诊。患者患感冒后打针输液，感冒症状减轻，但很快出现全身泛发的银屑病皮损，用了一些常规治疗无效，后来，因工作去了巴西半月，身上皮损迅速消退。但是，回到加拿大后，消退的皮损又复发了。患者通过朋友介绍，联系到笔者，我给他的建议是可以再去巴西，但不是根本的办法，根本的办法是在自己体内建一个不会离开的"巴西"。患者是一个学者，很有悟性，学习了笔者的"温通疗法"，努力做到放松心情，以尽量多的时间保持全身温热而匀汗，4周后，皮损消退，身体各方面都比原来健康，在这个病例中，"加拿大"与"巴西"有明显的地域气候差别，"巴西"与"三亚"有相似的地方，它们都只是为疾病治愈创造了外部环境，如果不改变自身，离开适宜的外部环境后，疾病很快就会又回来，根本的治疗措施是顺着"巴西""三亚"指引的方向，学习"温通自然疗法"，在自己体内建立一个不会离开的"三亚""巴西"。笔者在长期的临床实践中，发明了"离子恒温治疗室"，就是建立一个人工"三亚""巴西"，患者在恒温离子治疗室内就像置身于"三亚""巴西"。这样的治疗思路，既符合中医学的原理，又顺应了自然医学的趋势，既可以达到短期治愈的目的，又可以达到不容易复发的长远目标。

实际上，每个银屑病患者，都可以因地制宜，根据自己所处的环境和实际情况，制造出"三亚裸晒"的效果，如泡温泉，进光波房，汗蒸等，只要能身心"温通"就好，大量的患者验证过的有益无害的方法，大家不妨一试，并长期坚持，一定会达到痊愈。

十、要边看书学习边治疗

人们一般认为，生病了，找医生看病，医生开了药，我吃了药，病就该好了。但在温通法治疗体系中，这种认识是绝对错误的。患者懂得越多，医生治得越好；患者到最后能成为自己的医生，疾病才能根治；医生不是开药的，是教会患者健康生活的教练。

医生引导你认识疾病、认识健康。治疗的过程，是患者跟随医生这个教练转变思想、改变生活习惯，慢慢提高自身的过程，而吃药反倒是一个辅助的手段。我们的目标是让患者成为自己的医生，患者通过不断地看书学习，不断地领悟，才能对得病的道理和治病的道理有一个深入的了解，即明白这个病是怎么得的，怎么可以让它不得。这样的话，即使有一点儿小问题，自己也可以处理，从而达到医患合作的目标。所以，我们一定要认识到学习在整个治疗中的重要性。如果你不懂，你怎么配合医生呢？

希望大家加入微信群，多看书学习，相互促进，共同让治疗体系越来越完善，达到医患共赢的目标。

温通法是对于人的长久健康负责的一种治疗方法，而不仅仅是针对皮损。这就要求患者对于得病的原因、治疗的机理以及如何配合医生有明确的认识，做一个合格的患者，只有这样才能和医生进行积极的配合，达到最好的治疗效果。所以，我们设置了微信回答问题预约的程序，希望来求诊的患者都学习一些疾病的知识，对自己的健康负责，积极参与治疗的过程，而不是把自己的健康无条件地托付给医生。

十一、努力挖掘人体内在潜能

人体本身具有强大的自我调节和自我修复能力，关键在于如何挖掘这种内在的潜能！帮助银屑病患者挖掘自身潜能是医生给患者开的最根本的大处方。古希腊名医希波克拉底曾说：并不是医生治愈了疾病，而是人体自身战胜了疾病。医生的天职是尽可能地利用、帮助、激发、调动人体的这种功能，而不是"取而代之"。可惜许多医生在治疗上只专注于对病的研究，过分依赖药物的作用，而无视人自身抗病能力存在的这一事实，不懂得充分发挥人体的自我调节和修复能力来协同治疗。

医生所要做的除了给予合理安全的治疗措施，还要帮助患者分析起病前的精神因素和患病后的精神状态，指点患者如何摆脱疾病的困扰，树立战胜疾病的信心，然后就要由患者自己来完成整个治疗过程。一些银屑病患者在回忆患病前有过度劳累、受风着凉，或者生气着急、思虑过度的经历，这些诱因靠医生来解决是不行的，必须自己解决。"虚邪贼风，避之有时"，就是告诉我们要善于躲避，避开那些不利于身体健康的因素。如大多数人身体出现疲倦的感觉时，不一定是生病了，而是身体提示你该休息了，这时要好好休息几天，把身体的能量补足，疾病自然就不来干扰了。这也是中医强调的"正气存内，邪不可干"。

美国曾报道：好好睡一觉，每天运动 30 分钟，按摩，开怀大笑，每天喝酒不超过一杯，参加文艺活动，良好的社会关系，相信自己，不滥用抗生素等几种方法可以增强人体的免疫系统。银屑病是一种典型的心身性皮肤病，需要患者保持良好的精神状态，因为心理因素与人体的免疫状态和潜能密切相关。积极的心理状态能增强大脑皮层的功能和整个神经系统的能力，使抗病能力大大提高。

自信心能极大地活跃体内的免疫功能，增强机体的康复能力。相反，终日悲观，精神不振，必然导致自身调节和修复能力下降，容易导致银屑病的复发和加重，影响整体身心健康。为此，医生首先应该提高银屑病患者的自愈能力，并将其发挥到最佳的状态；其次需要帮助患者掌握科学的生活方式，规律的生活、合理的饮食与营养、适度的运动和锻炼，增强机体调节能力，挖掘潜能，这是预防银屑病复发的重要措施。

治愈通过自愈起作用。很多人已经习惯了一生病就吃药、打针、输液，在城市里生活的人尤其如此，这种做法忽视了人体的自愈潜能，过分依赖药物治疗手段。其实自愈能力是身体健康的内因，各种治疗的手段是疾病治愈的外因，没有自愈的能力，就不会产生治愈的效果，科学合理的治疗可以提高身体的自愈能力。

实际上，很多银屑病患者的康复是自身修养和调理起着重要作用，包括住院治疗期间患者可以安心休养和调理。对于银屑病来讲，简单的药物治疗属于"外力"，起到"顺水推舟"

的作用，其效果既有药理作用，也有药物的心理安慰作用；正如"正气一馁，百药徒施"，药物治疗是为自愈"铺垫"的，而情绪的调节、正气的扶植、运动的配合等是自愈的重要条件。在临床工作中经常可以看到，有些患者首次用药后效果很好，隔一段时间再重复使用同样的药物，效果则不明显，究其原因就在于首次用药时因对专家开的治疗方案很有信心，内心充满期待，主要是心理支持的效果。同样的药物对不同的人有不同的效果，有些患者采用简单的药物亦能达到痊愈，有些患者则无效，这是由于不同的患者其"接受态"不同所致。

从某种程度来说，医生治病，只是激发和扶持人体的自愈力为主。药物仅仅是针对人的自愈能力的一种临时补充，相信最终战胜疾病的还是患者自身！因此关注疾病不如关注健康，关注健康就是挖掘人体的先天潜能，也就是人的先天之本。如果真正树立了"我命由我不由天"的哲学观，增强"正气存内，邪不可干"的理念，很多心身性疾病就可以不药而愈，银屑病也不例外。

总之，依赖药物防治银屑病的策略是没有出路的，最理想的途径是银屑病患者需要激活人体自身潜能，也就是说从调整自身整体心身状态角度着手，才能达到预防银屑病复发的目的。

第六章
银屑病的预防

一、银屑病预防的原理

银屑病发生的充分必要条件是：整体心身失调、失稳与个性化的银屑病易感因素（性格、体质、习惯、基因等）两项条件的同时存在，缺一不可。如果整体心身状态处于稳态则不会发生慢性病，包括银屑病；若不存在个性化银屑病易感因素，即使整体心身状态失调失稳，也不会发生银屑病；在机体存在失调、失稳的情况下，如果机体存在个性化的其他慢性病易感因素，则机体就会呈现出其他慢性病。此结论说明，防止机体从稳态转为失调失稳是预防银屑病的根本原理。防止从稳态转向失调、失稳的原则，既适用于预防银屑病的复发，也适用于存在个性化银屑病易感因子，但尚未患过银屑病的人群预防银屑病的发生。如果能通过这种方式，使心身状态始终保持稳态，就能达到预防银屑病复发的目标。

实际上，对正在罹患银屑病的患者，按照"健康医学模式"的思路和方法去实践，从整体失调失稳状态调整到整体稳态的方向入手，通过恢复自修复功能消除银屑病皮损，这本身就是治疗和预防银屑病复发的好办法。对于从未患过银屑病，但家族中有银屑病患者的人群，如果能保持和提升整体系统稳态水平，同样是预防银屑病发生的根本途径。

因此，可以提出一个原理性的结论：健康医学模式的核心思想是保持和提升生命系统稳态水平，它不仅是治疗银屑病的根本理念和方法，也是预防银屑病发生和复发的根本途径。

二、气血不通与三亚裸晒

秋冬季节，天气很凉，很多患者夏天出汗尚可，秋冬天就很难出汗了。对于出汗不好，皮损有些增多而心情焦灼的患者，笔者建议其去三亚待一段时间，患者又提出这样的疑问："去了三亚症状减轻，难道就永远不能离开三亚，永远待在这个地方吗（尽管三亚风景很美）？"温通法与三亚裸晒和海南泡温泉到底有什么区别？去了三亚就能好，是真正意义上的痊愈吗？

我们需要冷静地进行系统分析。

我们所提出的温通法之匀汗（匀汗是温通法的标志之一，但不是温通法的唯一标志），是指人体正常的出汗，出汗是身体整体的问题，而不仅仅是皮肤或者汗腺的问题（包括皮肤小汗腺和大汗腺）。简单地讲，出汗是有前提条件的：有"水"，有"火"，有"通道"，"水"是身体内能够被加热的正常的水液，中医叫"阴液"；"火"就是身体能够加热的能量，中医叫"阳气"；"通道"又分内通道和外通道，内通道是人体内部的生理通道，一般指中医学的"三焦"（三焦通调水道），外通道是体表的通道，中医学叫"腠理"或"汗空"就是汗腺。中医学认为"阳加于阴谓之汗"，就是说"火"在"水"下面加热，"水"便变为"气"——也就是汗，就像蒸馒头一样。"水"与"火"要真正形成汗就要借助通道，好比"蒸笼"。我们可以设想一下：人体中间有一口锅，锅里慢慢加入温热的水（冷水难加热，难以化为气），锅下架着柴火，火不能太大，是小火（火太大气迅速把水烧干，不可持续），中医学叫"少火"。小火给锅里的温水加热，上面连续不断地飘出微微的气，通过身体内部的通道、身体外面的通道，均匀地布散到身体的体表，达到"微汗，遍身，持续，和缓"的状态，即匀汗状态。

全身达到匀汗状态必须要上述几个方面协调正常运转，任何环节出现问题，都可以让出汗不正常。

不出汗或出汗少或出汗不匀（有的地方出汗多，有的地方不出汗，或出汗少了，不是有的地方涝就是有的地方旱了），大体上可以从以下几方面考虑：一个是体内水火问题，如水火不足或过盛；另一个是通道的问题，如通道闭塞。通道闭塞一般属实证，水火过盛也属实证，水火不足一般是虚证。不出汗的病因可能是体质问题（这个只能接受，慢慢调整），也可能是治疗问题，包括医生错误的理念和错误的治疗，还可能是自己错误的生活方式和思维习惯。错误的理论要摒弃，错误的治疗方法要警惕，对于自身错误的生活方式同样要改变。

在温通法治疗体系中，治疗皮损就是给人体建立起一种新的平衡，这种新的平衡主要体现的是一个字——通，这里的通包含表通和里通，表通就是指身体的"门"，中医叫"汗孔""汗空"。表通道通畅是银屑病治疗的重要内容，在身体还不能自主地让门开合自如时，需要采取一些措施，让"门"尽量处于一种模拟的正常状态，也就是说人体还不会自然而然地出汗时，可以用一些技巧，如"三亚疗法"，去三亚这个"天然大温箱"，当然我们最多地采用"恒温离子房"，以及抹药等，让体表模拟出汗。体表模拟出汗有四点好处：一是皮损变松，容易脱落，不像出汗那么硬，那么紧，那么厚；二是皮损减轻或消失，让患者心情放松（心情紧张压抑会让身体的里通道障碍加重）；三是让患者切身体验正常出汗的作用（气血和出匀汗是银屑病根治的必由之路，只要有气血不和存在，银屑病就不能算治愈，这是笔者在长期的临床实践和观察中得出的结论），从而坚信温通法的原理及方法；四是模拟气血和出匀汗能保持表通道的相对正常，只要体内"水""火"和里通道取得每个阶段的进步，都会加快表通道的模拟正常向实质性正常转变的过程。我们要用"三亚疗法""恒温离子治疗"等手段，强发其汗，冲开表闭（体表关闭的门），然后使其自主地保持畅通的状态。体内的通道主要是指气血津精液的通畅，这里要靠人体正气的推动，气血津精液的充盈，以及血脉、经络的畅通等。而实际上表通和里通是相辅相成、相互作用、相互推动、不可分割的，整体最终决定局部，但在变化的过程中，局部也可以为整体进步提供便利，这就是体表与体内、表通与里通的相互关系。

裸晒、泡温泉、日光浴、抹温热的外用药等，让体表模拟出汗，一定是暂时的治疗手段，而不是治疗目的，最终目的是让气血通畅、身体温润成为自然而然的事情，真正恢复为身体本能的一部分，而不是必须要靠外力来支撑。气血通畅控制在刚开始是难的，需要努力和付出，但学会了以后便很简单。有的人没有学会温通法，一犯病或者天气一冷就必须去三亚，这就是治疗没有涉及根本，仅懂治标是治本的前奏。温通法治疗体系对"三亚疗法"有准确的定位，很明确地指出"三亚疗法"的不足之处。目前很多患者去三亚晒太阳，泡温泉，去了就轻，回来就重，离不开三亚，而温通法治疗体系却可以巧妙地利用"三亚疗法"的优势，让患者去后减轻，回来不重，让三亚成为"温通"治疗道路上的帮手，这个帮手该用时则用，该离开时离开，最终让你一定会离开"三亚疗法"，恢复你自然的"正常气血和"的本能，这就是温通法的高明之处，也是温通法治疗体系的一部分。

那么，患者自己温通了，还要医生和药物干什么？医生就是舵手，患者就像自己驾个小船在风浪中漫无目标地漂泊，医生帮你指明航向。越是复杂的病情，就越像布满暗礁的海面，必须要有一个好的舵手来帮你随时调整航向。医生管方向，患者自己奋力划桨，船才有可能尽快摆脱险滩。而药物的作用是管表里通道的畅通和"水""火"的协调，除了身体内部几乎没有问题的急性点滴型进行期银屑病，医生用药是为温通发散外，对于其他类型的银屑病，医生用药更多的是身体内部的正常秩序重建与保持。管温通，皮损就轻，但只有管好身体，皮损才能轻了不重，好了不复发，皮损的减轻要靠患者在医生的指导下，自身努力达到"模拟正常温润"来获得，模拟正常温润可以等到身体正常秩序恢复以致皮肤自然而然气血和的状态，真正的治愈才算达到。保持正常温润——气血和便是根治了。

三、湿阻气机与银屑病缠绵难愈

湿气横行，现在去医院门诊转一转，你会发现很多人的病都跟"湿气"有关。为什么？

湿邪，可以说是现代人健康的最大敌人之一，十个人里有八九个人有湿邪潜伏。生活中很多人患上了脂肪肝、哮喘、高血压、糖尿病、心脑血管疾病，甚至恶性肿瘤等，其实这些病都跟湿邪有关。古话说："千寒易除，一湿难去。湿性黏浊，如油入面。"临床上大多数银屑病患者病情反复，缠绵难愈，就是与湿气难于祛除有关。

什么样的人有湿气？给出以下 13 种症状，请对照自测！

1. 头发爱出油、面部油亮。

2. 睡觉流口水、口臭、身体有异味。

3. 浑身无力，常感到疲倦，精力不集中。

4. 睡觉打呼噜，痰多，咳嗽。

5. 大便稀黏腥臭，黏稠（不易冲掉）。

6. 感到累，连话都懒得说，没劲儿。

7. 眼袋下垂，肥胖，减肥后反弹。

8. 脸色苍白，原本红润的脸颊不见了。

9. 小肚子大（常有胀气），身体浮肿。

10. 耳内湿（耵聍湿），毛发粗糙，易脱落。

11. 舌头边缘有锯齿，俗称"裙边舌"。

12. 女性阴部潮湿（瘙痒异味），男性阴囊潮湿。

13. 机能衰退，对房事不感兴趣，质量不高，男性阳痿早泄。

如有以上 1～2 种症状，要引起注意了，说明你就是"湿人"，其实就是体内含有湿气的人！

湿气是什么？

这是因为现代人运动量越来越小，体内阴盛阳虚，从而湿邪内郁。

"湿"，指一类具有重浊、黏滞、趋下特性的邪气。

湿可从外而受，亦可从内而生，故从发病的角度来看，"湿"可分为外湿及内湿。

外湿：由外感湿邪所致，常由淋雨、涉水、居住潮湿之地，以水为事（如渔业，常年依水而居）等因素引起，所以外湿一直都是困扰南方人的一大问题，如广西、广东和四川地区，空气湿度大，和雨水天气、地理位置都有关。

内湿：为水液运化失常所致，"久坐伤气""思虑伤脾"，现代常见于白领、脑力工作者等（久坐、思虑过度、饮食不规律者）。

由于现代生活条件、工作方式的变化，内湿者在临床上更为常见。湿滞经络者，症状可见精神状态差、疲劳感，肌肉关节酸痛、沉重感。

中医认为，"湿气"会引发和恶化多种疾病，夏天天气炎热，人们大部分时间都待在空调底下，导致体内的水液无法排出，且饮食上喜欢凉菜冷饮、冰冻西瓜、饮料等，这些习惯影响了脾胃运转，导致身体发沉无力，头脑昏沉，水肿肥胖、脸黄油腻，湿疹长痘，皮肤瘙痒、起银屑等症状，这些都是湿气的表现。

还有爱反酸，腹胀，胃口差，口黏口臭，大便次数增多，质稀黏呈糊状；湿袭阴位者，可见双下肢水肿，妇女尚有白带量多、色白或黄，甚则有臭味。舌诊方面可见舌苔厚腻，色白或黄。

湿气不除，睡再久也睡不够！去湿气邪毒，刻不容缓！

夏天 10 件事最伤脾胃，增加湿气，宜少做为好。

1. 狂吃冷饮

一到夏天，冷饮便进入了热销期。有些人吃起冷饮来毫无节制，寒气也随之进入体内。寒伤脾，常见的表现是舌苔白腻，轻则腹痛、腹泻，重则恶心呕吐。

2. 猛吹空调

空调吹出的冷风为外寒，也对脾胃不利。很多人在空调、电风扇的环境中，容易出现肚子凉痛，甚至腹泻，都和外寒侵袭脾胃有关。

3. 穿衣露腰腹

夏日的街头，很多时尚女孩穿着露脐装，赶时髦的代价是脾胃受伤。裸露腰腹会让神阙穴和命门穴这两个重要穴位受到寒邪侵袭，不仅伤脾胃，还会伤肾、伤骨头。

4. 喝太多凉茶

对于脾胃本就虚寒的人来说，喝太多凉茶就是"雪上加霜"。凉茶不宜长期饮用，月经期女性、准妈妈、产妇、幼儿都不宜多饮。

5. 不吃主食

一到夏天，很多人胃口不好，不爱吃主食。如果胃口差，可适当吃开胃的食物，如四川泡菜，或熬点养生粥，如绿豆薏仁粥、山药扁豆大米粥、红薯燕麦粥等都是不错的选择。

6. 蔬菜只吃生的，不烹制

热天在厨房做饭是种煎熬，因此很多人选择不用开火的凉拌菜或者直接生吃。但凉菜偏凉，生吃不容易消化，都伤害脾胃。

7. 沉迷麻辣重口味

夏天夜晚的街头，麻辣小龙虾、麻辣烫等重口味小吃是很多人的最爱。但吃得太多会刺激口腔、食道和胃的黏膜，容易引起胃火，长口疮，这时可喝点绿豆汤或吃点西瓜清火。

8. 大量喝酒

酒精同样会刺激胃黏膜，还会增加肝脏的负担，对脾胃极为不利。

9. 饥一顿饱一顿

脾胃喜欢规律的生活，定时定量、细嚼慢咽，是保养脾胃的要诀。如果经常饥一顿饱一顿、边走边吃或吃饭中谈事，时间长了必然导致脾胃虚弱，容易患上胃炎、胃溃疡等疾病。

10. 熬夜

夏天白昼长，再加上炎热，很多人习惯晚睡。熬夜伤阴，容易引起阴虚、气虚，不仅伤害脾胃，五脏都很受伤。要想养生，必须睡好"子午觉"，即晚上睡觉不能晚于11点，中午再睡半个小时，才有益于健康。

四、拍打身体8个窝，拍出人体"垃圾"，邪气病气统统不见

平常的生活中，垃圾要及时清理，保持清洁。我们的身体也一样，体内的"垃圾"也需要及时清理，"身体垃圾"就是在五脏之内的毒素，如果不及时排除，对我们的健康有极大的威胁！

（一）五脏毒素、邪气藏匿于八虚

在中医看来，五脏的毒素就藏在身体的八个大窝窝，又称八虚，它们是双腋、双肘、双髀（即两胯）和双腘。八虚也是寒冷集聚地和冬天人体最暖和的地方。

"肝邪聚腋窝；

心肺邪聚肘窝；

脾邪聚大腿窝；

肾邪聚膝腘窝。"

虚就是薄弱的意思，衣裳最容易沾灰的地方多是叠折处，

人体的八虚就好比这些地方。五脏之邪就喜欢藏匿于八虚。

（二）中医秘方：拍打八虚

拍出人体毒素，拍出邪气病气。

拍打八虚就是通过经筋来调整人的气血，融养生保健治病于一体。

通过拍打，将体内代谢产物经过一系列复杂的生化过程排出体外，达到保健养生的目的，同时这过程又增强了人体的"自我免疫"。

如何拍打呢？在家就能学习！

1. 拍两肘窝，拍散心肺邪气病气

肘窝部位，刚好是心经、心包经、肺经三条阴经通过的地方，还藏着两个穴位：肺经的尺泽穴和心包经的曲泽穴。

心肺疾病，在其肘窝部位摸到一个压痛点，轻轻一点，患者就能痛得叫起来，找到痛点拍打它，使淤邪散开，则正气自复，邪气自然无从所留。

早晨起床后，在肘窝处捏一捏、拍一拍，找找是否有硬结或者痛点，如果有比较强烈的反应，就说明身体需要及时调理了。那就要有意识地增加一些拍打的次数，将痛点或者硬结拍散开。

此外，由于湿热长痘痘，或皮肤到了冬天很容易发痒起皮疹，也可以试试这个方法。

拍打方法：

把左手臂伸直，用右手找到左手臂的肘横纹正中，用右手大拇指点住它定位，找到后，可用右手的四指并拢轻轻拍打。

每次八十一下即可，力量可由轻到重。

一般心肺有热的人，拍打后就可看到肘窝局部发红，甚至能拍出痧来。

重症或久病身体羸弱的患者，最好不要过重刺激，在肘窝部位轻轻地推擦即可。

2. 拍两腋，防治肝病、心脏病

两腋主要走四条经脉：肺经、心包经、胆经和心经。

（1）解郁闷

人只要一生气，经脉肯定就会堵塞。轻拍两腋后，可以治疗人发怒后气滞血瘀、运行不畅引起的胸闷、气短、心悸、心悲欲哭、多疑、手臂胀麻等症状。

（2）防治肝病、心脏病

平时我们所说的"气急攻心"实际上是肝火滞留于两腋，阻碍了心经气血运行，不仅伤肝，也伤心脏。

人因气急攻心产生昏厥时，可以弹拨极泉穴。极泉穴不仅具有宽胸理气的作用，还可以快速回阳，引血上行，使头脑快速清醒，使人快速平静下来。

（3）缓解手心汗

手心汗出，这相当于心包经不收敛，因为人的心包为厥阴经，是主收的，不收敛就会手心出汗。

我们常有人只要一紧张就爱拼命地搓手，这种下意识的动作其实也是一种自救，一种自我的帮助，搓手心就是在刺激心包经。

3. 拍两髀，健脾胃，能变瘦

两髀：大腿内侧与小腹交接处的腹股沟部位。

拍打两髀能加速气血运行，健脾胃。拍两髀，胖人能拍瘦，瘦人能拍胖。对防治妇科病也非常有效，对脾虚湿盛银屑病也有效。

具体方法：

直立，用双手轻轻拍打两腹股沟，逐渐加力，直至两髀微微发热为止。每天拍打两到三次，每次 3 ~ 5 分钟。

4. 拍两腘，防治一切腰腿痛

拍两腘，就是膝盖窝处。

肾有邪则留于两腘，每天坚持拍打两腘 5 分钟，拍打力度不要太大，以感觉微痛即可，不但能防治腰背痛及坐骨神经痛，同时还可以起到补肾养肾的作用。

拍两腘，还可以排毒清血管。其实正常人也需要不间断地清理血液及血管壁上的垃圾。

随着年龄的增长，人体垃圾也越发变多变厚，它们给五脏六腑的正常运行带来沉重负担。拍打两腘就等于是给体内来个大扫除。

五、银屑病患者健康型运动

1. 运动的时间和环境如何选择

（1）运动时间的选择

大家认为，我们在什么时间运动好呢？

时间：不能说哪个时间运动就最好，时间段的选择要看太阳的性质，太阳早上升，中午盛，下午降，晚上落，每个时间段都有对人有益的方面。所以，起居随太阳，运动也跟着太阳走，从太阳升起后到晚上日落前均可，运动的时间点根据自己生活习惯而设定。起居随太阳，这是我们的生活法则，要记住。

（2）运动环境的选择

根据"起居随太阳"的原则，如室内，环境不能阴，不能潮，要温暖、通风，但是也不要有穿堂风，避免阴凉多风。室外运动宜选择空气流通好、阳光照射好的户外，运动的原则以"低强度、长时间"为主。同时需要注意运动的强度，要控制好，达到保持微汗均匀的目的。

2. 每天运动多长时间

结合大家的反馈，关于运动时间，需要因人而异，根据出汗的四个标准"微汗""持续""均匀""和缓"来判断运动的时间和度，不要急功近利，不要伤及正气。根据不同的生活习惯，选择适合自己的运动，时间周期以达到低强度、长时间运动为宜，尽可能少的使汗出遍全身。

3. 适度多动怎么动？换而言之，如何运动才能健康出汗

银屑病怎么治疗才正确？正确的治疗应该是修复身体的散热系统（气血和），用规则、正常的散热（即出汗）来代替应激散热（即银屑病皮损），就是结合万物生长靠太阳，帮助人体恢复阳气，以此来扶正抗邪。

那么，怎么通过适度多动达到健康的出汗（气血和）？

一是范围，全身均匀。运动不可急，这样容易出汗的位置容易大汗，不容易出汗的位置不出，汗出不均匀，欲速则

175

不达。

二是量，微微有汗。微似有汗，简单来说就是发潮发润而不至于形成汗珠或汗滴。

三是势头，和缓地出，温和地提高身体的温度，保持住而后出汗，不是猛地出汗，突然变冷。

四是时间，可持续，符合前面的要求，时间越长越好。

运动是达到气血和正常汗出的一种手段，怎么达到健康地出汗？合理选择"健康型运动"是如今医生患者主要推崇的运动方式。健康型运动，应同时符合"持续""和缓""均匀""微汗"（生活中的健康型劳动同理）。

六、银屑病患者饮食禁忌

俗话说得好，民以食为天。饮食是人类生存的核心支柱，我们每个人每天都要与饮食打交道。李东垣明确指出"内伤脾胃，百病由生"。可见了解食物的禁忌是相当重要的。

传统观点认为，银屑病患者应忌一切辛辣发物，但很多发物又具有丰富的营养。若忌发物，就算皮损暂时消退，一旦接触发物又会复发，那也不算真正意义上的根治。后来又有一些医者提倡银屑病患者不用忌任何食物，这似乎也不正确。笔者认为银屑病患者的食物禁忌不是不忌，而是对什么敏感忌什么。人的种族、体质不一样，对食物的敏感程度也不一样，要具体情况具体分析。在温通法治疗过程中，我们有时还有意地鼓励患者适量吃发物，以达到全身温通的效果。银屑病的病因有相当一部分是"脾虚湿盛",所以导致脾虚湿盛的饮食及习惯就是我们应该禁忌和纠正的！那么一般情况下银屑病患者的饮食应该禁忌什么呢？

1. 忌生冷食物

生冷食物包括：各种水果、饮料、凉菜、凉茶，以及生食的蔬菜等。

水果等生冷食物属于寒凉物，它"令人寒中"，就是让我们的中焦脾胃寒凉，中焦脾胃的血脉受寒过后，立即收缩，气血瘀滞不通。如同无火煮饭，从而导致脾胃无法对饮食进行消化吸收，影响机体正常的新陈代谢。

有许多习惯性便秘的患者经常用香蕉来解便秘乃大错特错！香蕉属大寒之物，健康人阳气足吃了表面上确实通便了，但实际上是以暗伤阳气为代价的，这种便秘叫"寒秘"，越吃水果便秘越厉害，得用温通柔润之法治疗方可。

2. 忌食油腻、油煎、油炸食品和坚硬不易消化的食物

银屑病患者本身脾胃虚寒、功能低下，再吃油腻等难以消化的食物，犹如让一个5岁的小孩举30斤重物一样力不从心，只会让脾胃更虚更衰，吃后还会有闷胀的感觉。

3. 忌甜食、乳制品、银耳、阿胶等易产生"湿"的东西

乳制品包括牛羊奶、奶粉、奶酪、奶油等。中医用药帮患者健脾、运脾、除湿，患者自己更应顺势而为，不拖后腿，方能根治！

4. 忌辛辣刺激性食物

辣椒、胡椒、生葱、生蒜、生姜，酒等辛辣食物，脾胃寒的患者可以适当少吃点，但切忌过食。因为辛辣食物虽是温性食物，确实对脾胃寒者有帮助，但同时也刺激胃肠黏膜，所以过食的话，对患者恢复脾胃功能反而不利。对于湿热型患者来说，辛辣食物是严禁食用的，切记！

5. 忌"看菜吃饭"

有的人吃饭看菜下筷，即"好菜吃个死，坏菜死不吃"，当然这里的好菜坏菜指的是你自己喜欢和不喜欢吃的菜。我们要坚决改掉这个不良习惯，每餐坚持七分饱，对于不利于病情的食物要克制住诱惑，尤其夏天到了，各种水果冷饮琳琅满目，考验你自制力的时候也到了。

现代社会物质生活丰富，许多食物适合不适合食用，需要患者自己根据以上几条原则判断。医生只管对症下药，却管不了患者的嘴巴，根治要靠自己，病从口入，也从口出！

七、银屑病患者防骗方法

1. 不要用不规范的"无名"的药物

很多患者认为，银屑病的发病机理不是自己可以理解的，会问："牛皮癣"连国内外医学界权威人士都说原因不明，我能了解吗？试想：如果原因不明，治疗的方法和药物可靠吗？不明道理就是在乱碰。大道至简，治病的道理，并不那么复杂。只要你愿意，总能找到告诉你真理的医生。而懂得道理和不懂道理，恰恰是区别真医生和骗子的关键，医生讲的多是道理，而骗子吹嘘的多是"疗效"。有两个学习道理后获得好回报的例子：有一个年轻人，他母亲患银屑病 30 年，经治疗多年不愈，于是接受我的温通法治疗，一年后，他母亲的银屑病治好了，非常高兴。另一个母亲自从孩子患银屑病后，就积极探求此病的道理，在学习我的治疗思想的同时，还在"牛皮癣"群里传播我的学术思想，该患儿在我的指导下，在母亲不懈的努力下，最终获得了痊愈。

经过多年的临床实践和理论探讨，我认为，此病病因清晰，有系统而有效的治法。患者虽然不太容易明白如何用药，但是得病的道理、治疗的大方向和自己如何配合医生，完全可以了解，并且，如果想治的必须要了解，如果医生拒绝告诉你这个道理，或者说机理不清的话，他的治疗就是在拿你当试验品，希望能"瞎猫碰上死耗子"，而如果你自己拒绝知道机理，拒绝配合医生的系统治疗，只能说明你对自己的身体不负责任，无数的久治不愈，到处乱撞，极易受骗的人就是你的榜样。你是愿意被骗，被愚弄，还是希望捍卫维护自己健康的权利。全在于你自己是否愿意学习明白，领悟其中的道理，被骗的不愿明理的患者，多数不是在急性期，他们会因懒于思考疾病的道理而受害，恰恰被骗子的承诺适时地吸引住了。比如，"先治疗，有效付款"，你给他地址，他就给你寄药等，这些药吃完第一个月往往有效，付款后，再吃一个月，效果就会变差，最要命的是，不能停药，一停药，病就会更严重地发作。

不愿明理的患者可能会至死不渝地坚信那些夺走他们健康的"药"。

2. 不见面，不看病，只要是银屑病就敢给你寄药，千万别吃，要多想想得病的机理，别随便相信"疗效"

长期受此病折磨的人常常都幻想着有朝一日，一种神奇的方法或药物从天而降，来拯救他们。喜欢幻想的患者，多数是久治不愈的患者。但学术是渐进的，透明的，理性的，像武侠小说一样的场景，现实中太难上演了。越清晰的地方，阳光越多的地方，越少奇妙和幻觉。于是，很多骗子会制造很多你不会明白的术语和字母，什么"国际领先""祖传秘方"多不可信。在医疗技术如此发达的今天，突然冒出一些奇迹是不可能的。很难想象，一些卖力打广告的不规范机构，能拥有比正规大医疗机构更多的技术优势。那些优势都是"吹"出来的，骗人的。如何能吸引久治不愈患者的好奇是他们最为专心的，骗子的伎俩就是编造出奇的"疗效"和肥皂泡一样的描述。有的人故弄玄虚，存心不让患者明白，什么"NT"疗法、"3T"疗法、"四多两度"等，故意弄一些新名词和字母，根本不用最简单的方式告诉患者原理和方法，越是不愿意让你明白的方法或药物，你越不应该去尝试。有这样一个患者，邓某，家中有医学背景，母亲是西医学教授，父亲是中医主任医师，患银屑病，自己家人给其治疗不得法后，开始尝试各种新奇的治疗方法，其母亲还为其采用"基因疗法""光疗"，还有其父亲也为其找了一些旁门左道和一系列家传秘方，治疗8年未愈，偶尔一次机会找到了我，为其治疗半年，皮损、精神、出汗均有好转，一年以后，不仅皮损治愈，而且身体的一些宿疾都得到了改善，健康水平上了一个大台阶。

3. 多明理，少猎奇

广告是可以的，但是广告的目的是让更多的人知道道理，在宣传自身的同时，给患者及其他健康人群以帮助，而不是单纯地宣传"疾病如何可怕"和他们自身疗效的"神奇"，细细去分辨，里面很少有你能听懂和有用的道理。幻想有一天一种神奇的颠覆性方法和药物从天而降，治愈自己的顽疾是不现实的，是在找骗。对于一些你了解的方法或药物，其描述大大超越了名医和大医院的水平，但是出自小医院、小门诊、小医生的时候，要特别小心。要有理性，大道至简，得病之理，愈病之理，没有那么复杂，谁都可以明白。要有耐心，任何顽疾的治疗，治愈过程不可能一蹴而就，任何理性的方法都需要脚踏实地，一步一步来。要安全，以健康为目标，而不是以皮损消失为目标，这样对人体有利，反之，则是短视的、有害健康的、饮鸩止渴的办法，是不可取的。

现阶段，业界对于银屑病的共识是"与其乱治不如不治"，只有放弃一切实际的幻想，理性求医，知识贯穿治疗，你才不会上当受骗，你不找骗，骗子就不会找到一个对象，大家都不找骗，骗子就会饿死。但是前提是大家得觉醒。要明白没有一种方法、药物可以包治百病，而成熟的理论都可以做到因人而异，帮你找回健康，通往理想的康庄大道。

现在电视、视频网络等新媒体很多以"讲座"的名誉打广告，说是"某皮肤病专家谈银屑病"，当你耐心看完，发现是利用节目来为自己做广告，而且是夸大的虚假广告。广告是可以的，但是广告的目的是让更多的人知道道理，在宣传自身的同时，给患者及其他健康人群以帮助。而不是单纯宣传"疾病如何可怕"和他们自身疗效的"神奇"，细细去分辨，里面很少有能听懂、有用的道理，有的连专业医生也听不大懂。

首先，只说规模，只用图片而不讲门道者应慎重对待。能做得起节目，办得起网站的，应该都是些规模较大的机构，但有时这些与疗效关系不大。有些机构采取这种方式吸引人，大家要小心。

其次，用一些病例吓唬、吸引患者，都不讲得病治病的道理者不值得相信。节目、报纸和网站里都会有些病例，如何去鉴别它们的真假，如何去鉴别是短期的疗效还是长久的健康，只有一个法宝，即看他能否讲明白治病的道理，你能听懂了，然后按照他讲的道理尝试了，观察对健康的帮助。如果他只讲病例，不讲治法，多半不可信。

最后，编造一些疗法名称，如他们"NT"疗法，基因疗法等，一般是医学术语混杂着非医学术语或者英文字母，故意让患者不懂，而不是用通俗易懂的语言尽量把病说明，尽量让患者明白，不可去看。在网站和报纸上，我们很容易看到很神乎其神的治法名称，这个大都是骗子。只要不能用大白话说清机理的都需要警惕。我们采用"温通法"治疗，只要你能明白"温通法"治疗达到正常的"匀汗"的四个要素，并且逐步向着正常"气血和"靠拢，治愈是不难的事情。"健康"指治疗的目标是健康，身体越健康，越会少生病，一直能保持健康，便可以根治，不复发。

治疗银屑病这样的疑难病如果希望不受骗，必须让自己逐渐"明白"起来，希望大家更多地思考健康的门道，学会辨别医疗机构和专家的真伪，尤其不要被那些五花八门的广告所迷惑，更不能"病急乱投医""逢庙就烧香"，而失治误治，对于银屑病的治疗尤其如此，与其乱治不如不治，不治常得中医，免受其害。

八、预防银屑病复发靠自己

1. 人体具有强大的自调节和自修复能力

人得了病一定要靠吃药才能痊愈吗？不是。在我们的日常生活中，有许多疾病根本无须吃药，就能自动痊愈。其实人类在漫长的进化过程中，形成了很强的自我调节能力，可以对很多疾病进行自我调节。而在医学科学技术发达的今天，人们往往过分地依赖医疗技术，而忽略了我们自身的调节能力。

人体是一个高度复杂的自组织系统，人体内存在自我调节的内稳态机制，当人体出现异常时，它可以调动自身的调节机制进行自我修复。比如：劳累后着凉感冒，即使不吃任何药物，注意休息、多饮水，大多数人一个星期左右即可恢复，一些自我调节能力强的人 2~3 天即可痊愈。另外，人体生理上的反应往往是自我调节的一种暗示和提示，人应当顺应这种暗示，例如人在过度疲劳或生病前都会感到困倦思睡，这就是自我调节的一种暗示，这时如能及时休息，保证充足睡眠，就能让体内自然调节，使失衡的状态恢复正常。

皮肤是人体最大的器官，它具有强大的自调整和自修复能力。比如地球上气候、光照条件不同，热带地区人群为有效防止紫外线辐射，皮肤中黑色素细胞增多，阻止紫外线辐射；寒带地区紫外线辐射较少，人群皮肤色泽较白，这说明人体对紫外线就有自然调整能力。人们不小心蹭破了皮肤，出了一点血，一会儿出血自然止住，几天后伤口结痂，一周后痂脱，皮肤开始恢复正常，一个月后皮肤一点痕迹都没有了。这也说明人体有强大的自我修复能力。

我们在长期的临床工作中经常听到病史较长的银屑病患者诉说：在刚得银屑病时仅仅用一点外用药后就好了，而且有几年或十几年未复发；然而近几年到处求医治疗，服用了很多药物，结果适得其反，越治越重！而有一段时间干脆不治疗，不管它了，银屑病皮损反而不知不觉地消退了。这提示我们：银屑病患者本身具有自修复和自愈能力。

2. 人体自我调节机制的生理基础

人体自身有能力治愈60%~70%的疾病。当人生病时，身体可以从自己的"药田"中找到相应的"药物"来对症治疗。这种治疗过程实际不是药物，而是由神经调节、内源性激素、免疫细胞和抗体等因素综合发挥作用的结果。这就提示了人体自我调节机制具有生理基础，即神经调节与体液调节机制。神经机制是由神经系统通过神经冲动的传递来实现的，如人体内血压调节系统就包括这类调节方式。例如，中枢神经系统中的心血管中枢为控制中心，受控对象是心肌和血管平滑肌，输出变量是动脉血压，反馈装置是大动脉中的压力感受器。当体内血压由于某种刺激而升高时，压力感受器把这一信息反馈到心血管中枢，使心脏与中枢活动加强，心交感中枢活动减弱，总的效应是使血压降低。反之，当体内血压过低时，又通过反馈联系减弱血压调节中枢降低血压的影响，血压又回升，从而使血压在正常情况下总是稳定在一定水平上。

人体自动控制调节的另一种形式为体液控制调节，这种调节是由体液中的一些特异性化学物质来实现的，它又常常与神经因素一起，构成神经体液控制调节系统。如控制肾上腺皮质激素分泌的调节系统，当血中肾上腺皮质激素下降时，下丘脑释放促肾上腺皮质激素释放素，通过门静脉作用于腺垂体，产生促肾上腺皮质激素，故将这一系统称为下丘脑—腺垂体—肾上腺皮质系统。

人体的各种器官系统，包括皮肤，都存在着各种调节和自动控制的生理过程。我们可以把人体看成是一种具有特殊能力的机器，与其他机器的不同之处就在于人体还有适应外界环境和自我繁殖的能力；也可以把人体比作一个自动化工厂，它的各项功能都遵循着力学定律，它的各种结构协调地工作，它们能对一定的信号和刺激做出定量的反应，而且能像自动控制一样，借助于专门的反馈联系组成自我控制的方式进行自我调节。例如我们的体温、血压、血糖浓度等都是机体内复杂的自动控制系统调节的结果。总之，人体生理功能是由各种组织器官构成的一个奇特的整体，各种生理功能既十分复杂又有条不素，这都有赖于体内各种调节控制系统的作用，遵循着其固有的自动控制规律和原则。

3. 争取达到长期痊愈

银屑病虽难于根治，但可通过适当治疗、合理护理、锻炼调节及改善环境影响等，达到长期缓解。2010年，研究者对127例已经缓解的寻常型银屑病患者进行了分析，此报告中全部病例的缓解期最短5年，最长36年，平均缓解期达10.8年，缓解11年以上者有40例。这40例病例中多数患者性格温和，生活环境和谐，生活节奏轻松，精神上多无压力感，能够坚持运动，饮食规律，荤素合理，不饮或少饮酒，不抽或少抽烟，健康状况好，不伴或少伴系统性疾病，治疗方法较温和，能坚持自我护理和调理。值得注意的是全部病例均未口服或注射过糖皮质激素。

有研究者对寻常型银屑病临床治愈、皮损消退后3年以上未复发的76例患者进行了随访和分析。经治疗缓解且3年无皮损者20例，4年无皮损者20例，5年无皮损者17例，6年无皮损者9例，7年无皮损者5例，8年无皮损者1例，9年无皮损者4例，平均缓解期4.7年。76例患者之所以获得长期缓解，均为合理用药，并坚持放松训练和适当运动，达到微微出汗。

随着人们越来越认识到寻常型银屑病是典型的心身性皮肤病，由此对银屑病诱发和加重与心理压力、精神紧张等因素的分析和解决也越来越重视。魏晓文教授创立的温通法不仅能调整患者的不良心理，还能改善自主神经调节功能，提高机体免疫功能等，如若坚持特色治疗可以脱离药物，避免毒副作用，免除医源性伤害。医生应注意引导患者调整心态，消除不利于疾病康复的不良心理；银屑病患者应积极挖掘自修复力，使机体恢复稳态，达到银屑病长期临床痊愈，以提高生活质量为最终目的。

九、银屑病可不药而愈

银屑病自愈的原因就在于人体内存在自愈能力。中医理论认为：银屑病患者，由于肝阴不足，致使肝血不能主导气的运行，气在约束力小的情况下，就会妄行无度，当气的运行该上而不能上，该下而不能下的时候，就会生热，由此产生血热。肝阴不足会影响肺的运行，造成肺气虚损，这在中医上被称为"木火刑金"。一些银屑病患者肝阴不足，如果能够采取一些措施，如经常在空气新鲜、阳光充足的室外活动，促进肺的输布宣降能力，加强防止外邪入侵的力量，为肝阴不足的恢复创造比较好的内部环境。这一部分银屑病患者可以不需任何药物治疗就能自然痊愈。在临床工作中银屑病患者不药而愈的例子屡见不鲜。一些发病与精神和心理因素有关的患者，一旦精神和心理因素解除，银屑病病情可以缓解甚至自愈，并维持相当长的时间；一些患者坚持每天慢跑或者跳绳运动至微微出汗，这种方法安全，没有副作用，对于整体健康有益无害，且有节奏的运动可能诱导内啡肽的产生，改善心情，一样也能达到不药而愈。最容易理解的事实是大多数没有滥用药物治疗的银屑病患者，病情有自然消退的现象，特别是夏季，银屑病可不药而愈。

包括人体在内的诸多生命体，都存在一个与生俱来、自发作用的自愈系统，使其得以维持健康状态，免于在来自外界的物理、化学、微生物等侵害中丧失生命力。人体的自愈能力有增长与消退的问题，现代人由于精神紧张，工作劳累，生物钟紊乱，缺乏锻炼，致使人体抗病自愈能力处于下降状态。再加上有病就吃药，长期依赖药物导致人体抗病自愈能力越来越减弱。银屑病是患者整体状态失调在皮肤局部的表现，如果过度用药，造成患者自愈能力不能充分发挥作用，整体状态更差，而反复无常。要实现银屑病不药而愈，需要营造银屑病自愈的良好环境，包括避免各种刺激诱发因素，调整心身状态，使机体处于稳态。因此，要提高患者的认知水平和实施科学的生活方式来达到不药而愈。

第七章
银屑病温通十八招

1. 牛皮癣不牛，温通法有招

2. 静待气血通，安全可发烧

3. 运动需有节，匀汗价更高

4. 药浴能攻坚，温度不能高

5. 温针祛邪疾，艾灸斑疹消

6. 阳气知内存，温补才更好

7. 传播正能量，逍遥不可少

8. 起居随太阳，规律行到老

9. 晒脚少晒头，扑粉又涂油

10. 趋温不趋寒，迁移学候鸟

11. 饮食助温补，寒凉伤胃中

12. 饭吃八分饱，汤清益胃津

13. 子午觉有时，养精才是真

14. 环境通风好，向阳多避阴

15. 抓大需放小，健康真理清

16. 广告遍地飞，切莫都当神

17. 求医要警慎，必须温通行

18. 静候气来复，不医得中医

[详解]

第1招　牛皮癣不牛，温通法有招

很长时间以来，中医界把银屑病误认为是"血中有热"，但是大量的临床实践证明此理论是不正确的。有的医家把银屑病皮损比作"冰"很有道理。皮损覆盖在皮肤表面，像冰层一样不能融化，导致皮损的地方始终经络闭阻，气血不通，出不了汗，成为出故障的"排邪通道"。温通法独辟蹊径，一反常态，用温热的药物打通经络，温化寒湿，使气血畅通，恢复人体整体健康。为广大银屑病患者带来福音，为人类征服银屑病带来了希望。

第2招　静待气血通，安全可发烧

发烧是人体的生理现象，一般来讲，感冒发烧不出现较严重的症状和体征，则不用退烧药。谈及发热，当今之人，无不恐甚，但凡发热，无论高低，一概针药侍候，"消炎"处理，从小到大，无人不被"消过炎"。而时下，此趋势更甚，而连续消炎在七日以上者，比比皆是，极尽消炎之能事啊，现在想来，深感恐惧！

温通法巧妙地应用人体的发烧，借助发热的过程，使真气顺、脉通达，郁开热散，使邪外出，而皮损自愈也。一般而言，体温不超过 39℃，只要没有严重的并发症，可以不用处理。

第3招 运动需有节，匀汗价更高

运动是人得以延年益寿的唯一途径，能使人延年益寿的并不是运动本身，而是运动能让人体发热。当人体发热到某个界限时，会激活体内一种特殊的终端酶。这个终端酶的功能是加速代谢以及激发皮表汗腺的活跃。而随着排汗，体内沉积的毒素垃圾会随之排除，疾病随之减轻或消除，这就是延年的原因。出汗与运动固然有利于健康，是不是运动到大汗淋漓就可以达到理想的锻炼效果呢？可以肯定地说，大汗淋漓绝对不是锻炼要旨，正确地出汗才是关键。

我们提倡"匀汗"，那到底如何匀汗呢？要达到匀汗，需要同时满足四个要素：持续、遍身、缓和、微汗。只有满足这四个要素，才能说明机体阴充、阳足、脾胃和、气机通达。温通法强调适度运动，每次强度不宜过量，以匀汗为标准，即通过运动达到长时间的全身缓和、微微出汗最为适宜。

运动的原则又是什么呢？运动要缓和，不要激烈，以全身出汗更均匀为准绳，重要的是"安全、快乐、健康"。特别是对于小孩的运动，比较复杂，他们可能不会理解温通法这些道理。即使运动也是被动的，要么不爱动，要么动过了。小孩子正在长身体，不能做影响发育的运动项目。因此，对于儿童运动，"安全、快乐、健康"的原则显得更为重要。

什么时间段锻炼为最佳呢？运动的最佳时间就是看太阳，跟着太阳走。

运动是改变身体体质、修炼性情、走向康复和维持健康的有效途径。如何才能有效运动呢？首先要坚定信念，坚信通过温通法可以使大家走向康复。其次，明确目标，持续、遍身、缓和、微汗，提高基础体温。最后，掌握诀窍，掌握运动方式、运动类型、运动量、运动部位、运动强度、运动时间、运动场合。

慢走是一个很不错的运动方式。慢走是日常生活中最简单易行的健身运动。运动量虽不大，但效果却很明显，不受年龄、体质、性别、场地等条件的限制。慢走可使全身肌肉、关节、筋骨都得到适度的运动。要想增强锻炼的效果，可以适当提高速度，迈开步幅，甩开胳膊，全身活动，但要注意遵守匀汗的基本原则。

慢走，是一种适合一年四季进行的全身性运动，重点是速度的掌握。身体冷时可适当提速，身体快热起来时要减速，总之以不累、不大汗为宜。步行时长至少连续1小时，病重时应保证每天累计2小时以上。步行时间最好在早晨、中午，有太阳的时候，天气晴最好，阴雨、大风天气不适宜。步行地点要尽量在空气质量好的公园、小区，但是一定要注意：一旦感觉到脑门要冒汗，就立即降低强度，等缓和了再继续。

其实，只要日出起床，日落归家，在阳光中每天坚持慢慢走，不容易出汗的部位多穿点，用不了几天时间，整个人由内而外都会改变许多。除此之外，中国传统健身法更是一笔宝贵的财富，如太极拳、八段锦、易筋经等，形式多样，既有系统的套路，也有自成一格的民间方式。

注意事项：①运动时间要选在日出至日落之间，切记晚上不宜运动，否则消耗阳气；②运动强度要低，使汗水缓出而持续，像春雨一样滋润身体，且长期坚持；③适时调整运动节奏，身体微汗时要降低强度，使"阳气内蒸而不骤泄"，冲击不易出汗的部位，当身体微凉时提高强度，保持身体热的状态；④运动后不要立即进入冷的环境，要给人体以缓冲，要让人体尽量多地保持在温暖的环境中，且注意不要吹风。

第4招　药浴能攻坚，温度不能高

温泉是大自然赐予人类养生的礼物。温泉热浴不仅可使肌肉、关节松弛，消除疲劳；还可扩张血管，促进血液循环，加速人体新陈代谢。可是，温泉温度高的100℃，低的20℃左右，这都叫温泉，怎么能一概而论呢？很多商家宣传温泉中含有这个成分，含有那个成分，这些成分对人体长远来看有害处还是好处尚未形成定论，疗效应该取决于温度，而不是成分。

温通法充分利用温泉的温，再加进中药形成中药浴，让温水和中药共同作用于患者皮肤，再配合中药内服、针灸和恒温离子，全方位地治疗，以达到最理想的治疗效果。

那么药浴是不是温度越高越好呢？答案是否定的。药浴水温不能太高，急性期银屑病药浴水温太高容易导致红皮病。如果不谈人的承受能力的话，水温越高，所含的热量越大，越容易温通，所以很多患者想当然地采用了高温泡澡法，这是错误的。药浴温度应与人体体温一致，不要太高，也不要太低。高温洗浴会带来"红皮病"的严重后果；而温度低了，又容易感冒，且使体表的寒湿更加严重。

药浴的具体操作方法：

（1）可用砂锅熬外用的药。

（2）草药用纱布包住，冷水浸泡2小时，大火烧沸后，调成小火，再熬10分钟。

（3）浴盆里先放30℃左右的水半盆，然后，连布包带药水倒入浴盆中，继续加热水，直至水温在34～35℃，然后进入浴盆开始浸泡。

（4）继续调整加入冷水、热水的量，至自觉无感、舒适为度。

（5）第一次泡澡，以10分钟左右为宜，试探一下有无不适。有不适或者自己不明白的情况，请先暂停，等咨询大夫后，明白了再泡。

（6）第一次如果无不适，隔4～5小时后，可以再泡。只要能保持无感，精神愉悦，时间越长越好。

（7）泡浴的药水不可隔天用。一天之内可以反复用，每次使用之前必须用加热器整体加热至温度与人体体温一致。

（8）夏天天热，如果在露天环境中泡澡，药液会变质较快。所以，应该抓紧上午的时间泡澡，药液变质后禁止使用。

（9）目前需要边泡边加热水，以达到"恒温"。便可以真正达到"静则阳生可助通"，让治疗在愉悦中完成。

（10）再强调一下温度，就是不觉得冷，也不觉得热（急性期应调至低点；如果肥厚型或关节型，应调至稍高），最重要的是保持。

（11）每次药浴的温度应该是不同的，但可以以上次的温度为基准进行调节，所以每次药浴应该记录温度，以备后面参考和总结。

第5招　温针祛邪疾，艾灸斑疹消

要使银屑病患者的全身气血通畅，少不了针灸，针灸是打通经络的有效手段。采用温针法如"过火山"或"火针"，灸患者背部和腿部穴位，打通小周天和大周天经络，这是温通法的重要环节。经笔者观察，有一部分银屑病患者的背部或腿部存在反射区，就是背部或腿部有条索状硬块、触痛点、痒点、冷热点等，用温针的办法灸这些反射区可以达到意想不到的治疗效果。

艾灸对银屑病患者的治疗效果明显，艾灸主要灸患者的背部或腹部，打通任督二脉，为全身气血畅通创造条件，特别是对斑块状皮损有较好的疗效。

第6招　阳气知内存，温补才更好

在银屑病的治疗过程中，保护阳气是最重要的，温通法始终把顾护阳气放在首位。有人说，热出了一身大汗，然后却有冷的感觉。这种情况是穿得不够多，还是身体本身没热量呢？出汗以后冷是出汗太多啦！

夏天出汗不能多！身上潮就行了，就是那种热气扑到身上，皮肤摸着湿的感觉。如果原先是出汗"困难户"，你就哪儿不出汗捂哪儿，哪儿出得太多，就往哪儿涂痱子粉！

劳伤气，坐伤筋，思伤脾，悲伤心，汗多既伤阴又伤阳。

凡事都要适中，不可过度，劳动和运动都不要过量，要劳逸结合，保护体内的阳气充足。

平时损失的阳气可以通过食物来补，食补也不能过猛、过热，要以温补为主，如多食羊肉、牛肉、狗肉、蔬菜等，也可适当饮用温酒，食后全身温暖匀汗为佳。

第7招　传播正能量，逍遥不可少

心态放平和，做人正直，为人谦和，虚怀若谷，人前说话要正面，待人更要忍让谦；是非之前绕道走，名利淡泊天地宽；多去帮助苦难者，利人利己皆欢然。

切忌小人心理，远离酒色，凡事顺乎天意，儿孙自有儿孙福，天塌下来还有个高的顶着。快乐自在像梅花鹿，悠然过好每一天。

情绪能影响机体免疫力，良好的情绪可使机体处于最佳状态，抗拒疾病的袭击；情绪剧变时，可导致各种身体疾病。要做到身心和谐，要以理性克服感情上的冲动，要善于调节自我情感，对外界的刺激保持稳定的心态，避免剧烈的情志刺激。要通过适当的方式把负面情绪转移出来，达到心理平衡。总之，要培养积极心态，传播正能量，心平气和，做逍遥宽心人。世界是你的，也是我的，但归根结底属于那些身体好的、活得久的！司马懿为什么能成为最后的大赢家，就是因为他身体好寿命长，他活过了曹操、曹操的儿子、曹操的孙子，活过了诸葛亮。

第8招　起居随太阳，规律行到老

《黄帝内经》指出，顺应四时，人合天道。大自然是最好的老师，大自然造就了人类和万物，"日出而作，日落而息"是应该遵守的定律，如果反其道而行之，必将导致灾害。现代生活节奏的加快和都市夜生活兴起，打乱了人们的生活规律，严重损害了人们的健康，这也是一些严重疾病高发的原因。所以我们要回归自然，恢复"日出而作，日落而息"的生活习惯，不熬夜，多睡子午觉。一般晚上十点钟上床睡觉，早上六点钟起床，中午睡半个小时到一个小时，夏天中午不出门，冬天早晚门不出，雨雪极端待家中，不逞能来不逞雄，不逆天来不拜仙，阳气内存似精猴。

"日出而作，日落而息"，出自中国古代的《击壤歌》。天下大治，百姓无事，田间老父击壤而歌，观者叹息道："大哉帝德！"老父回答："日出而作，日入而息，凿井而饮，耕田而食，帝力于我何有哉！"大意为我每天太阳出来的时候干活，太阳落山的时候休息，打井喝水，种地吃饭，帝王的力量对我有什么影响呢？这是古人对自由自在的田园生活的一种向往。

一年分四季，一天是一年的浓缩，凌晨 3 时至上午 9 时为日春，9 时至 15 时为日夏，15 时至 21 时为日秋，21 时至凌晨 3 时为日冬。日春时，阳气从肝出生，就像春天播种下庄稼的种子；日夏时，阳气在心里长，庄稼在阳光的照射下苗壮成长；日秋时，阳气渐渐地往肺里收，庄稼成熟了，要秋收割麦子；到了日冬，阳气要完全藏进肾里面，收获的庄稼装袋入库，来年也就是第二天再播种，这是阳气一天的生长收藏的过程，如环无端，少了哪一个环节，都不会有好收成。从理论上，我们明白了，那么我们下面就来看看在日常生活中，我们收成不好，身体经常不适的原因，看看问题出在了哪个环节。

在本该睡觉的深夜却去进行大汗淋漓的运动，这样的锻炼对健康而言是加分还是减分？健身的人，很多都选择晚上7点到9点这个时间锻炼。据我所知，深夜健身的人有，有人跑步，有人练器械，但更多的中老年人选择跳广场舞。

在中医的"十二时辰养生理论"中，晚上9点到11点是亥时，这个时间应该是身体调理、放松的时间，也是最佳的入睡时间；晚上11点到凌晨3点，应该是人熟睡的时间。

运动专家的观点是，最佳的运动时间是"跟着太阳走"，日出而作，日落而息，对健身也同样适用。在太阳好的这段时间里进行健身最合适。但是，现在城市的空气污染越来越严重，而且很多人傍晚以后才有时间锻炼，以至于晚上锻炼的习惯难以改变。

我们现在经常丢了西瓜捡芝麻，花了大量的钱财和时间在人力、药力上，殊不知，人力、药力不及天力，人在天地之间只是一粒微尘而已，微尘只有和自然融为一体，才会"长生久视"；当微尘脱离自然时，就会瞬生瞬灭。

静，助阳气之生。动，助阳气之通。一切以整体健康为准，一切从大的、积极的角度来看待……忧思伤脾，喜则气和志达，营卫通利。

第9招　晒脚少晒头，扑粉又涂油

晒太阳，是吸收自然界中的阳气，弥补人体之阳气，学问深。

每个时间段的太阳，"药性"都不同。早上是升，中午是壮，下午是降，晚上是消。火力大小不同，热势收放不同。哪个时段好呢？

应视身体的情况而定。如果阳气很不足，自然要用纠偏力量最大的了。但是，若身体在慢慢恢复，如果再壮，身体就受不了了。如果阳气过旺，就要用隔夜的东西了，目的在消阳。万物生长靠太阳，主要是看你缺哪块。从"怕冷"上，可以简单判断。还有从"耐冬"还是"耐夏"来判断。目前一个基础的判断是"天凉地凉人也凉"，于是阳不足的人会多。既怕冷又怕热，就涉及身体缓冲不足的问题了，即脾的功能不行，不能很好地调节。正确的做法应该是纠偏，所以医学讲究的是动态。在人们慢慢意识到伤阳的危害时，人群的体质就在慢慢往热变了。学习者总不能防患于未然，总是滞后于人群的变化。

晒脚，抹油，扑粉，就是调整人体的小环境适应外界的大环境。要让阳气发散，不能堵塞出路，要有个透气的孔——百会。

不要让任何东西束缚身体，要处于自然状态。掌握总体的趋势，不断地顺应人体，有效地纠正偏颇。"以人为本，长治久安"。"以人为本"是要把着眼点放回人身上，而不能总盯着病。"长治久安"是要达到长期的治理，使我们离开药物也能在健康的状态中很好地保持。胃以上要凉，所以不晒头。"头喜凉，脚喜暖"。"头为诸阳之会"，也就是所有阳气汇聚的地方，凡五脏精华之血、六腑清阳之气，皆汇于头部。百会穴位于头顶正中，是百脉所会之处。不同时刻的太阳，"药力"不同，要根据自己身体的状态选择晒太阳的时间。人也是动态变化的，作为医者要灵活应变，治未病，让治疗融入生活。

第10招　趋温不趋寒，迁移学候鸟

吃、穿、住、坐、卧、行等不同的活动状态，我们都要保持温暖，不管处于何种状态、何种环境，都不能让身体感觉到冷，冷乃"银屑病患者"之忌！

有的患者为使小腿保暖出汗，套上了脚套，晚上睡觉也这样，确实感觉皮损退得快一些。

如果真烧不起来，除了服药，也应吃辣椒，若还是没上火，这是体内寒重。太阳当空，别人觉得很热，此类患者在太阳底下并不觉得热。

以前一年四季都不怎么出汗，现在能出汗了，但还是感觉不通，是湿气大于寒气。应适度保暖，治湿需缓。

日行一万步，按一秒两步计算，需要走一个半小时。走路的时候，带上一瓶温开水会更好。

俗话说，温室里的花朵，经不起风吹雨打，是指一个人原来的生活环境过于理想，适应不了社会的真正磨炼。而我们银

屑病患者恰好需要这样一个温室，来让我们休养生息。在温室里养好了，再出去与各种风寒湿邪搏斗。所以我们研制了"恒温离子室"就是这个道理。

我们常说"冬病夏治"，这是老祖宗给我们留下的经验。我认为这句话的意思是：我们身体的各个器官和组织，在温润的夏季才能充分地工作。也就是说，我们的身体喜欢温暖，害怕寒冷。

随着现代科学的发展，人们贪图享受的生活方式，已经大大地违背了自然和生命的规律。吹空调、喝冷饮等一系列可以降温的手段，这些都是自己干着逆天的事，伤害的是我们自己。

有一个银屑病患者，从 2009 年开始患病，经过几年反复的治疗，症状时轻时重。患者曾租房子住了 20 余年，夏天潮湿，冬天寒冷潮湿。2008 年换了工作后，睡得更晚了，一般在晚上 12 点后才睡。从 2009 年秋天开始，头皮屑越来越多，后来经诊断为银屑病。

趋温不趋寒要做到：

（1）保证生活环境温暖：①白天，卧室要通风，最好是对流风。晚上睡觉时，门窗紧闭，严防贼风。②冬天，保证室内温度。夏天，空调能不开就不开。如果太热的话，温度调得不太低，也不对着人吹（有人会说把温度调低，盖被子保暖不就行了。可是，我们不能把嘴和鼻子也盖上吧，我们吸进去的空气就会让内脏直接受凉）。同时，把离床较远的不对着床的窗户开个缝。③夏天，蚊子不可避免，我们不要用化学的方法来驱蚊，要用物理的方法，这样可以保证我们呼吸的空气质量。

（2）出行要保暖：①在日常生活中，应及时添减衣服来适应环境的变化，以自我感到全身暖洋洋为宜。②重点部位要加强保暖，如脚、小腿、小臂可以加脚套或长手套。③还有一个容易被我们忽视的问题，那就是对头部的保暖。根据医学的解释，有相当大的热量是从头部散出去的，一定要记得戴帽子。

（3）运动求暖：①每天上下班尽量步行或骑车。运动强度以不累、适时增加运动的量与度为准。对于时间充裕的人，运动场所尽量选择有湖的公园。运动前，适量喝热水，并且带一杯温水，随时补充水分。②运动后，避免寒冷的环境，不要马上洗澡。条件允许的话，马上用热水泡脚，这样可以延长身体由内至外的温润时间。平时，不要跷二郎腿。③运动的种类很多，选择适合自身情况的运动最重要，如打太极、练八段锦、快慢跑、游泳等。只要操作方便，自己喜爱，并且不会让身体感觉到不舒服都是可以的。

保持乐观的心态，有充足的睡眠，有长时间由内至外温润的身体。

外环境帮助内环境的改变。懂得正确的调理之道，才可以识别错误的因素，千万不要越界。错几次，才会懂得正确的可贵。所以，接近正确时，体表有些皮损存在作为警示是好的。

一定要知道，什么是彻底好，那是要经历模拟正常的状态3个春夏秋冬后才能叫治愈。

总之，随着四时的变化，我们要像候鸟一样，尽量选择在温暖的地方活动，不要让身体受凉，避开高温、高寒天气，秋高气爽、春暖花开的环境最适宜。

第11招　饮食助温补，寒凉伤胃中

上宜清，中宜温，下宜暖，从临床上来看是对的。而脾胃喜温和是中医健康学的观点。脾胃如何，主要看吸收。脾胃不好，往里填多少东西都吸收不了。不给脾胃过多的负担，重视保护脾胃的主动。

银屑病患者究竟能不能吃发物呢？首先要明白什么是发物。《现代汉语词典》将"发物"解释为："指富于营养或有刺激性容易使疮疖或某些病状发生变化的食物，如羊肉、鱼虾等。"这么说过于笼统。刘河间称"夫辛甘热药，皆能发散者"。据此，具有"辛甘热"性味的食物。也就是易动火、动风的食物，如具辛热燥烈之性和易动火伤津的酒、葱、姜、椒、蒜、韭、芥、羊肉、狗肉及煎炒、油炸之物等；具升阳散气之性和易动风发越的海鱼、虾、蟹、贝等。一般临床中所讲的发物特指"鱼虾辛辣白酒，烧烤火锅羊肉"。

一些正在治疗或者临床治愈后的银屑病患者都被医生交代要严格忌口发物。而事实上，不少银屑病患者在服用发物后都会加重、复发，所以很多银屑病患者都避发物如蛇蝎猛虎，日常生活和工作应酬有诸多不便之处，但即便如此坚持下去，病情还是反反复复，缠绵不休。更有甚者，由于长期以来饮食过于清淡，性味偏寒，不但银屑病没治好，还将身体的整体健康都弄垮了，大热天都有手脚冰凉、精神不济的毛病，天气寒冷的秋冬季更是没法儿过，苦不堪言。

难道银屑病患者就应该一辈子盲目地忌一切发物吗？显然不是这样。其实，2000 年前的《素问·至真要大论》中就提道"其在皮者，汗而发之"。在《内经》时代，对于发生在皮肤上的问题，首选"发"的方法来治疗。银屑病作为一种全身性、系统性的疾病，其主要表现就是在皮肤上，可见发物是可以辅助我们治疗的，关键是什么时机用、怎么用的问题，策略一定要注意。

"发"的思路在皮肤病的治疗中占有重要地位。银屑病的发病原理就是机体疏泄不及，产邪多而散邪少。如果产邪与散邪的程序协调、平衡、稳定，便不会产生银屑病。而银屑病的治疗就是让产邪减少，而散邪更顺畅。使产邪减少是更长期的、更多属于养生范畴的措施，而让散邪的通道更顺畅则是比较现实的，更容易在短期内做到的，属于治疗范畴的方法。

发物既有产热作用，又有散热作用。银屑病患者饮食发物的要点，在于发物运用的时机和尺度。温酒进入身体，如果先表现以产热程序为主，就会出现皮损发红等貌似加重、反复的情况；如果是以散热程序为主，散热作用首先表现，对我们的治疗却有很大好处，表现为出汗增多、变匀。

发物作为一种辅助性的治疗手段，在停药之后仍要坚持服用，更具养生和食疗的现实意义。在具体操作中还要注意以下几点：

（1）汗往均匀变，微微出汗时，才能服发物。对于一些地方汗多、一些地方汗少的不匀情况，吃发物要谨慎，简言之就是"见汗吃发物"。

（2）服用发物要以汤为主，特别推荐羊肉白萝卜汤，同时要注意少吃肉、多喝汤。吃太多肉与黏性的主食会对脾胃不利，造成"食滞"。

（3）发物要热服，这个"热"包括两个方面：一是指食物的状态是热的，不能等凉了再喝；二是指热的烹饪方法，如鱼汤要先把鱼油炸后再做成汤。

（4）秋冬季，银屑病患者要慎食发物。因为天热的时候，出汗容易，腠理适度开泄，饮食发物可以起到治病作用；但天冷的时候，出汗不易，出汗均匀也不容易，因此发物要谨慎食用，在食用之前最好想办法先让身体暖起来，尽量达到遍身微汗再服用。

（5）如果吃发物后出现了皮损变厚、新发等情况，不要惊慌，也不要从此对发物产生畏惧心理，可先暂停吃发物。要明白这是正常现象，如果出汗正常了，是不会出现"加重"情况的，好好反思自己存在的问题，不断努力践行"广汗法"。银屑病患者如果学会了正确地出汗，无论在治病时还是治愈后，都可以放心吃发物。进一步讲，我们可把发物作为银屑病是否治愈的"试金石"，如果貌似治愈了，一吃发物就会起，说明根本没有治愈。

水果有性凉、性温、性平之说。具体到哪种水果是凉还是热，目前仍有争议。况且水果不是生活的必需品，我们可以暂时不吃。

平时的食物应以温热易消化为主，在匀汗状态下可多进食牛羊肉，蔬菜类也可多选用。寒凉伤脾胃，应尽量不食。一切酸、冷、冰、腐、有刺激性的食物要忌食。

忌酒，似乎稀里糊涂地成为银屑病患者的常规。但是，为什么忌，不忌究竟会如何，却很少有人明白。

如今大部分医生认为，银屑病是一种原因不明的慢性易反复的皮肤病，应该忌一切刺激的饮食，因此酒作为一种刺激性的食物被许多人视为洪水猛兽，也因此丧失了很多乐趣。我们认为银屑病的核心病机在于郁——不通，郁就需要用温热的东西来化开，因此酒在适当的时机加以适当地运用，可以起到加速治疗、辅助治疗的效果。

李时珍在《本草纲目》中说，酒有行药势、通血脉、润皮肤、散湿气、除风下气的作用。只要会运用，用好了，对健康有很大的好处。

实际上，酒是中医最古老的药物之一。从古至今，中医对于酒的运用非常广泛，有很多用法已经失传了。我们要独立思考，独立思考就是不能盲目地判断。具体到酒的问题，忌与不忌是有前提的，如果一个患者在自身出汗较好的情况下适当地饮用温白酒，加速了温通，对病情是十分有利的；而不加节制地喝冷酒，甚至酗酒，对任何一个人来说都没有好处，包括银屑病患者。

喝温酒前要让身体先暖起来，然后再喝。达到全身微微出汗的效果，这就是具体操作中的"温通法"。

在具体操作中，我们需要注意以下几点：

（1）目前建议喝的酒是白酒，如今市面上有些低度酒是勾兑的，所以大家可以适当地选择一些度数较高的酒。如果是自家酿的、熟人酿的可以不限制度数。不黏稠、没有加糖的酒糟与温酒有异曲同工之妙。

（2）不能用啤酒、果酒、黄酒等其他酒类代替。

（3）酒一定要用热水温过，不宜烫、不宜凉。

（4）酒量要根据个人情况来定，以喝得不难受为标准，千万不可酗酒。

（5）酒后身体会发热，这时最好用棉被把不易出汗的部位捂起来，促进局部血液循环。

（6）饮温酒前，最好先吃一些汤粥之类的食物，这样喝起来更舒服。

治银屑病应纠寒凉之偏，"温润"是身体舒适健康的总目标。酒温、发物、汤清，都是在"执中纠偏"，执中纠偏，参天地，近自然。所谓执中，中是终点，须臾不可忘。

第12招　饭吃八分饱，汤清益胃津

事实上，一个人长寿与脾胃的健康是分不开的。《素问·灵兰秘典论》载："脾胃者，仓廪之官。"金元时期著名医家李东垣在其《脾胃论》中指出："内伤脾胃，百病由生。"

影响脾胃功能的因素如下：

（1）暴饮暴食。一次进食太多，会加重消化系统的负担，造成代谢功能受损。其实，我们的消化系统一直在运作，就像心脏一直在跳动一样。

（2）饮食过于油腻。牛奶、油腻食品、甜食，更是加重了脾胃的负担，不但不能提供供身体吸收与利用的气血精微，反而成为一种负担留在体内，堵塞脾胃和肝胆间的经络，使筋脉得不到滋润。

（3）酷暑时节，人们贪图冷气，爱喝冷饮，爱吃凉菜。一杯冰镇啤酒下肚，从里到外、从头到脚都透着凉快劲儿。殊不知，为贪图这一时之快，成为困扰我们健康的一个大隐患。

特别是银屑病患者，更是要守住脾胃，忌食生冷。如果人体自愈的能量是十分的话，你吃得过多、过油腻，就会有七分能量帮助消化，只剩下三分能量去帮助你修复身体。如果我们吃的不是很多，就有可能是七分能量去修复身体，三分能量去消化食物。

守住脾胃，给自己的身体打一个好基础，这样在治疗的过程中，往往会收到事半功倍的效果。俗话说，饮食不能多，瓜果饭后少。

多和少能有个标准吗？非常虚的人，是可以暂时吃饱的，以后慢慢减。人最好不要吃比自己体温低的东西，因为吃进去会消耗脏腑的热去温暖它。现在多数人脾胃都有问题，都属于脾胃不运。吃得多不仅浪费粮食，还增加身体内的垃圾，有百害而无一利。

温汤也能帮助出汗。饭前喝汤，苗条健康，越喝身材越匀称。

饭前喝汤相当于为肠道添加了润肠剂，使食物可以顺利地进入肠胃，有利于消化吸收，具有保护肠胃的作用，同时又增加了一些饱腹感，可以防止我们过度饮食。推荐的荤汤有羊汤、牛肉汤、鱼汤、蛋花汤、土鸡汤（现在市面上卖的鸡大部分在生长时被注入了激素、抗生素，所以家养的土鸡最好）；素汤有小米汤、白菜汤、豆腐汤、番茄汤等。喝汤在饭前和吃饭时比较好，饭后喝汤不太好。

第13招　子午觉有时，养精才是真

子午觉就是指晚上在子时（23～1点）睡觉，白天在11～13点午休。睡子午觉，就是说夜晚在子时以前上床，在子时进入最佳睡眠状态。然后在中午，在午时（11～13点）小憩片刻。子午觉的原则就是子时大睡，午时小憩。睡好子午觉，对人体健康来说是特别重要的。

按照东方养生的观念，睡眠与醒寐是阴阳交替的结果。阴气盛则入眠，阳气旺则醒来，所以《黄帝内经》说："阳气尽则卧，阴气尽则寐。"子时是晚23时至凌晨1时，此时阴气最盛，阳气衰弱；午时是中午11时至下午13时，此时阳气最盛，阴气衰弱。从中医的角度来说，子时和午时都是阴阳交替之时，也是人体经气"合阴"及"合阳"的时候，有利于养阴及养阳，如在这两个时间段熟睡对人身体有好处。尤其子时，是一天中阴气最重的时候，这个时候休息，最能养阴，睡眠效果最好，而且睡眠质量最好，可以起到事半功倍的作用。子时也是中医的经脉运行到肝、胆的时间，此养肝的时间应该熟睡。如果因熬夜而错过了这个时间的睡眠，肝胆就得不到充分的休息，可表现为皮肤粗糙、黑斑、面色发黄等。午时

"合阳"时间则要小寐，即使不能够睡觉，也应"入静"，使身体得以平衡过渡。

拿破仑总希望从睡眠中节省时间，所以曾经强迫自己 2 ~ 3 夜不睡，但结果却懊悔不已，因为他抵挡不住"瞌睡虫"的侵袭，在白天办公时间沉入梦乡，而且整天头昏脑涨，记忆力差，办事效率下降。

第二次世界大战期间，由于劳动力缺乏，英国某些军工厂决定延长工人工作时间，每周工作 70 小时。开始的 1 ~ 2 周，产品数量稳步增长，第 3 周后发现随着产量的增加，废品率也随着上升，最后每小时生产的合格产品远远低于加班之前，结果只能减少加班时间，直到每周工作 54 小时，产品的合格率才又达到高峰。

在战场上，指挥官在重大战役之前，会派出小股部队在夜间对敌军前沿阵地进行骚扰，使敌军整夜不能入睡，结果是次日战斗打响后，敌军的战斗力会因睡眠不足和疲劳而减弱。

睡眠疾病包括的内容不少，可以分成三大类：一类是睡得太少，失眠；一类是睡得太多，嗜睡；另一类是睡眠中出现异常行动，所谓异常睡眠。

第 14 招　环境通风好，向阳多避阴

室内环境质量的优劣与健康均有密切的关系。在这里先谈谈人人接触的家居环境。家居环境是家庭团聚、休息、学习和家务劳动的人为小环境。家居环境卫生条件的好坏，直接影响着居民的发病率和死亡率。环境保护愈来愈受到人们的重视，

但有很多人还没有意识到室内环境质量对健康的影响。室内环境包括居室、写字楼、办公室、交通工具、文化娱乐体育场所、医院病房、学校幼儿园教室活动室、饭店旅馆等。城市居民每天在室内工作、学习和生活的时间占全天时间的90%左右。一些老人、儿童在室内停留的时间更长。因此，居室环境与人类健康和儿童生长发育的关系极为密切。

对于起居知冷暖，应做到以下几点。

（1）白天室内充分通风，夜晚紧闭门窗。

（2）夏天，能不用空调就不要用（无论夏天还是冬天，南方还是北方，只要开空调就会感觉皮肤发干）。

（3）暖气房同空调房一样，可以在暖气片周围放一盆水。

（4）被褥一定要保持洁净干燥，定期漂洗和晾晒。

（5）北方太干燥，屋里有空间的话多养一些花草。南方较阴冷，提倡冬天使用电暖气。夏天，可以把空调的温度调高一些，不要与床直对着，最好在离卧室最近的地方能开窗通风。

（6）隔音（现在市场上应该有那种隔音较好的窗户）。

（7）对于夏天的蚊虫，也要提高警惕。多用物理的方法驱蚊虫，不要采用化学方法。

（8）睡前不听不看容易引起情绪激动的歌曲和视频。

（9）听从专业人士的指导。晚上提前半小时上床，静卧做腹式呼吸；清晨晚起床一会儿，按摩气海穴。

（10）卧室不要干燥，夜间不能进风，床上保持干燥。

第 15 招　抓大需放小，健康真理清

民间俗语道：穷人看眼前，富人看来年。说的是穷困的人衣不蔽体、食不果腹，只顾得眼前的温饱，哪怕是种子也煮了充饥，哪还顾得上来年的播种收成。而富人则有计划，将部分饱满的种子留下，来年扩大生产，收获更多的粮食。

如此类推，穷人越来越穷，进入恶性循环之中；富人则越来越富，进入良性循环之中。若将此故事引申开来看，则说明有远见、有大局观念的人方能立于不败之地。

大到一个国家、一个公司，小到一个家庭、一个人体，都要从大局出发考虑问题，制定决策。考虑了全局的做法才会成功。

如果生病了，每个人可能都会急急忙忙地直奔医院找医生确诊、吃药，期盼这个病早日痊愈。很少人会停下来想一下：我为什么会生病？我身体的哪部分出了问题，导致这个病的发生？

人体有着精密的结构，绝非一个零件一个零件地拼凑，"头疼医头，脚疼医脚"的做法是错误的，是治标不治本。有时还会出现这种情况：治好了头，脚出问题了；治好了脚，肚子又出问题了。摁下葫芦浮起瓢，有着一身治不完的病。

具体到银屑病，银屑病是一个全身性的、整个系统出问题导致的病，若仅仅把消灭皮损当成主要任务，就会治标不治本，不仅会反复发作，还会出现上述的"摁下葫芦浮起瓢"的问题。

初得病的人，惊恐万分，哪个不是天天盯着皮损：多了，大了，红了，肿了，掉屑了……大家都忘了停下来想想：我的身体，我的皮损，谁更重要？是身体好了带动皮损好，还是皮损好了带动身体好？我们要的是全身的健康，不是与皮损对抗。

如此说来，我们就可以完全明白自己该做什么了。

（1）强调身体整体的健康，哪怕是局部出了问题。如上呼吸道感染，腿部局部疼痛，胃疼，也不必过于惊慌，否则会把全身的平衡打乱，把整个身体搞垮。

（2）医生在治疗过程中，要权衡利弊。在某些时候，为了全身的健康，暂时牺牲局部的利益也是可以的，患者要能理解。如为防止全身感染而截肢。

（3）具体到银屑病，在治疗过程中，哪怕局部皮损出现了变化，如新、小、红、痒、烦之类，以及皮损增多、变厚等变化，只要整个身体在向好的方向发展，这些暂时的变化不必太在意。任何情况下的皮损变厚都是需要引起警惕的。

（4）关注心理健康。一个人心胸宽广，不管什么事都会看到积极的好的一面，那他一定很快乐，身体也会好。

（5）良好的心态，健康的体魄，是一切病痛来袭时的最好防御系统。

抓大是指抓整体健康，如果整体健康在变好，小的问题都可以忽略。也就是抓健康，忽略疾病的意思。心理健康、道德健康，身体才会健康。

第16招　广告遍地飞，切莫都当神

有一个报道，说中国的十大违法医疗广告，一年的违法次数高达数百次，但广告却照样可以在各地刊登，照样可以吸引无数的人上当受骗，追根究底，原因是什么？在我看来，根本的原因首先是媒体，其次是受众的辨别能力。

现阶段说能治愈银屑病的大多是骗子。有的机构打着某专家、某教授的幌子，堂而皇之地在电视上搞讲座，仔细听来，他们讲的都是广告词，都是神奇的疗效，没有实质内容；有的人鼓吹什么祖传秘方、基因药物、生物制剂、靶向治疗、无效退款等（目前对银屑病的基因研究还没有重大突破，所以基因药物也无从谈起）；有的故弄玄虚，取一个谁也不明白的名称，如TN疗法、GH法等。这些骗子广告有一个共同的特点就是，只吹疗效如何神奇，避而不谈原因、方法和原理。他们"打一枪换一个地方"，他们寄的药物大多加有激素，包括中药里面也加有大量的激素，开始吃第一个疗程有效，但接下来的疗程就无效，无效不说，而且使病情更加顽固，给以后的治疗带来很大困难。

骗子的药物往往有暂时的疗效，有的可以让皮损减轻，甚至暂时消失，但是它让患者的身体变得更糟糕，寒湿更重，免疫力遭到严重破坏，有百害而无一利。

能说根治银屑病的不一定都是骗子，要看他有没有理论，理论在传统理论上有没有新的突破，有没有新的建树，理论成不成体系，是否交给患者一套行之有效的方法。银屑病的根治

必须是医患双方共同努力的结果，缺一不可。医生更多的是教授方法，由患者来施行。

患者要提高对虚假广告的辨别力，这是当务之急。患者要多学习，多体验，多总结，不要轻信传闻，不要相信游医，不要不假思索地相信医疗广告。

第 17 招　求医要警慎，必须温通行

我们每个人都有求医的经历，医者有两种：一是学成后为了生计而无奈行医，也就是"当一天和尚撞一天钟"的工作状态；二是将患者的疾苦感同身受，为使患者减轻病痛的折磨而阅览古籍，学习古今贤者，想尽一切办法。我们每位患者都应该学会怎样辨识医生的优劣。在中西医混杂、医生水平良莠不齐的现状下，我们能做的就是提升自身的健康知识水平。从文中开头所讲的故事就能看出，患者得病后没有自己的思考，导致寒者寒之的情况出现。感冒为小疾，但治疗方向错误，可以导致寒邪被迫入里或化热出现中耳炎、鼻窦炎、扁桃体炎、肺炎等炎症性疾病，或不化热导致病毒性鼓膜炎、病毒性心肌炎、白血病等，甚则可致寒邪入里化热、热不得越时出现银屑病！

人是自然界最为精妙的杰作，人体是充满智慧的生命体。人体出现一些小问题是可以自愈的，不必太过恐慌。"过度医疗"可能也与患者的过度恐慌有关。如果我们都能懂点儿健康的知识，就不会那么恐慌了！

有时自身的力量是有限的，无法将病邪完全驱逐时，需

"纠偏"，就要择良医，否则后果可能是：

（1）误诊，漏诊，治疗方向错误。

（2）越治越重。

（3）敌我皆损，灰飞烟灭，万物皆空。

（4）注重短效，不顾长效（譬如扫垃圾）。

温通法从调整体质入手，给邪出路，重建人体生理平衡，让银屑病有了另外的出路。"整体健康"是我们追求的目标。良医从人体角度出发，通过"天疗，地疗，自疗，治疗"的方法，达到整体健康的目标。

医者仁术，但以医为名，谋财者有之，坑蒙者有之，以致害命者亦有之。患者应学一点儿中医，增加一点儿有益于健康的知识，择良医，找到懂温通法的人。

懂健康的人、懂正常的人就是好医生。这涉及对医生功能的定位。择医的关键，是医生能用简单的话把道理说明白。正所谓大道至简。允许和鼓励患者多了解病情和独立思考的，鼓励患者质疑的，希望患者和自己一起进步的，就是好医生。起码是在进步中，不断努力的医生。医生要告知患者在整个治疗中的角色定位，不需要懂的不要去强求；能懂的，一定要深究。温通法使人体气血和匀汗出是正常皮肤的标志。所以，治疗银屑病的医生，一定要懂温通法，懂健康。

第18招　静候气来复，不医得中医

温通法在治疗银屑病的过程中，用药到一定程度，要求停下药物和一切治疗手段，让患者在家休息，静待身体的自然恢

复，让身体的自愈能力充分地释放。这就是人们常说的"有病不治，常得中医"，患者的自愈能力相当于一个中等水平的医生。

自然界中的所有物质都可入药，从寒热这个角度来讲，我们吃的食物是既不太寒又不太热的部分，而药是比较偏的部分。这里说的药是中药，不是西药，整个大自然是一个生物链，笔者个人认为西药（人工合成药）除危急重症外是不可常用和久用的。我们人体的疾病一定可以从生物链其中的一环或几环找到相应的解决方法的，西药用久了是有害的，它是逆天的！老百姓常说"是药三分毒"，是有道理的。药如果误用，则变为邪。现代社会里，药误用或过量使用的现象越来越严重。择医未择良医，庸医误人、害人，患者难逃药邪伤害。

一些医生和医疗机构更多的是宣传对疾病的恐惧和对药物的依赖。这大抵是药商对消费者的一种洗脑和对医生的一种绑架行为。银屑病难治，多因药邪所致。绝大部分患者未择良医，未遇到对的方法，误用各类中、西药物，甚至"物理疗法"，导致身心不健康，反复发作，且越发越重。不仅银屑病，许多疾病皆是如此。比如小儿发热，此乃儿童生长发育过程中正常的防御性反应，是每个人成长的必经之路，而现在的家长皆小题大做，恐慌至极，到医院反复拍片（射线损伤）、消炎、抗病毒，最后发热控制住了，小儿的免疫力却因多次用药而逐渐下降了。

在不知不觉中，药邪已深深进入我们的生活，切记药物不能乱用。

现如今，越来越发现自己乱治的可怕。很多患者都有自以为是的毛病，这点需要注意。在没有准确明白机理前，不可固执己见。明白的要坚持，没有彻底完全明白的，不可去乱试。追求自愈是利用合理的途径，如我们讲的自然疗法——阳光、空气、水、情绪、信念，这些都是无害的，无害是底线。医生的价值是在患者自疗的基础上，在患者无法疏通的结点以帮助。离不开医生和拒绝医生的帮助，都是极端的表现，都是不正确的。

附一：患者治愈快乐感受

——一个十年银屑病患者的自述

本人现在是湖北省公务员队伍中的一名普通公务员，任职于基层组织部，于2006年5月读高三时由于精神压力大与所住宿舍潮湿而患上银屑病，先后在家乡所在县人民医院、中国人民解放军第195医院、北京中医药大学门诊部（特挂皮肤科专家号）等多家医院进行多次住院治疗和门诊治疗，几乎跑遍大半个中国，药费花了20余万元，也没有找到能够根除银屑病的良方，几乎每一年都是在治疗—复发—再治疗—再复发的恶性循环中度过，内心苦不堪言。而且这种病复发一次比一次厉害，治疗起来更慢，即便是夏天较轻的时候头发也是一撮一撮的呈束状，厚厚的头皮是一层一层的起，我看着同事们"诡异"的目光，内心也是五味杂陈。（是不是每个患者都有类似的求医经历和面对别人异样眼光的苦恼和无奈？）

这样的日子过了快十年。半年前，我的媳妇儿告诉我他们那里有个魏晓文大夫治疗银屑病很有心得，且治疗期间不用过度忌口（极度寒凉性的食物除外）。我刚开始听了没当回事，心想那么多家大医院都治不了的世界难题，他能搞定吗？我真的觉得像开玩笑，因为这么多年的治疗过程以及各种医疗书籍、各位医生告诉我，目前银屑病这个被称作世界难题的顽疾还没有真正地被治愈不反弹的。但是我媳妇一再坚持让我过去跟魏大夫聊聊，我想也行，本身我也是学制药的出身，再加上

219

我喜欢对事情探个究竟。于是我就抱着试试看的目的，来到了魏大夫的门诊（虽半信半疑仍决定尝试）。

见了魏大夫，首先他给我把了个脉，然后说出了我身体经常出现的小毛病，我仔细一想一对照还真是这么回事，接着他指出我五脏中肝脏与脾脏虚弱外加潮湿的居住环境为诱因，爱思考精神压力大的我就扛不住了，最终我就成了银屑病患者。随着这十年的治疗，我也对银屑病有了深入的了解和学习，俗话说"久病成医"。他的这番诊断完全概括出了我得银屑病的完整原因。说实话当时的我有点心动，可冷静一想，能发现问题不一定能解决问题啊，我就咨询了他治疗银屑病的具体办法，他又给我讲了他对此病的理解。魏大夫说："每个患者身上的银屑病就像冬天河水里漂着的浮冰，温度高时它就开始融化，寒冬来临它就又开始冻结，这就是为什么绝大部分患者夏天症状缓解，冬天患处皮层较厚且呈发展状，主要原因就是银屑病患者体内寒湿较重且不能正常代谢，温度一降就开始发展，这就是所谓的反弹。"（找到病因，疑惑消除，增加信心）

经过这一番探究，我让魏大夫给我抓了十副中药，喝完后除了睡眠质量好了，患处没有太大变化，我就开始怀疑（以前治怕了），此时我媳妇再一次告诫我中药效果就是慢，要有耐心，我心里也很清楚这一点。就这样一天一剂中药，大概一个月零几天的时候，我果然看到了效果，头发开始往开散，身上有的地方开始变得淡淡的发黑，凭经验这是效果显现，此时魏大夫建议我住院治疗，主要是内服中药结合外敷中药再加上恒温离子、针灸治疗，住院二十天彻底将全身的皮损治愈。然后又根据医嘱，拿了一部分中药，准备再巩固两个月。如今原先的患处大多数与好皮肤颜色一致，很小的一部分还留有淡淡的黑底，留下曾经患过银屑病的印记。现在我吃饭没有啥忌口，辣椒、羊肉、牛肉等都适量摄入，皮肤还是一直很好，没有复发的迹象，心情也好了很多，生活快乐了很多。（病情治愈，重返快乐）

其实，通过这件事我明白了一个道理：世界上不是没有治好顽疾的药，而是我们的中医文化真的博大精深，以至于我们都在真假难辨、野医狷獗的寻医过程中迷失了双眼。我现在非常感谢魏大夫，感谢魏大夫的精心治疗将银屑病这个"不死的癌症"从我身上彻底推出去。真诚地希望天下所有银屑病患者都能得到魏晓文大夫的治疗！（衷心感谢魏医生）

附二：病案实录三例

（一）马某，男，48 岁，电工。

2011 年 6 月 15 日，初诊

主诉：银屑病病史 6 年，身上皮损较多，呈斑块状。

现病史：2005 年，染发后导致头痒起疹。吃了一些不知名的药物后，头部、前胸、腋下等身体多处变黑。不活动大便就不好，早上起来跑跑步，则大便好一些。

舌脉：左关细，右关缓；舌下瘀点。

内服方：桂枝 9 克，柴胡 10 克，乌梅 9 克，枳壳 6 克，甘草 6 克，生地黄 12 克，当归 12 克，川芎 12 克，赤芍 15 克，桃仁 12 克，红花 6 克，大黄 2 克，僵蚕 9 克，甘草 9 克，3 剂。

2011 年 6 月 18 日，二诊

体内有湿气和郁火，大便略干。身上无汗，皮损越往上越多，畏寒。睡眠可，梦多。饮食可，精神可。

舌脉：左脉细，右脉弱；舌苔白腻，舌下瘀明显。

内服方：生麻黄、桂枝、南五味子、姜半夏、细辛、甘草、干姜、赤芍各 3 克，桃仁 12 克，红花 6 克，大黄 2 克，僵蚕 9 克，10 剂。

2011 年 7 月 2 日，三诊

服上方后，腹泻 1～2 次，出汗不匀。

舌脉：左脉弦弱，右关滑；舌淡，舌下淡红，舌苔薄腻。

内服方：生麻黄、细辛、桂枝、南五味子、姜半夏、甘草、干姜、赤芍各3克，桃仁12克，红花6克，大黄2克，僵蚕9克，仙鹤草30克，桔梗10克，10剂。

2011年7月15日，四诊

出汗变匀，嗓子有点儿疼。

舌脉：左关弦，右关缓滑；舌淡苔白腻，舌下红，略瘀热。

内服方：生麻黄、细辛、桂枝、南五味子、姜半夏、甘草、干姜、赤芍各6克，桃仁12克，红花6克，大黄2克，蝉衣6克，仙鹤草20克，桔梗10克，白蒺藜6克，生石膏25克，10剂。

2011年7月29日，五诊

喉咙略微不舒服，大便偏稀，出汗上多下少。

左关弦，右脉细滑；舌下红，舌胖，舌边齿痕，舌苔薄腻。

内服方：生麻黄、细辛、桂枝、南五味子、附子、甘草、干姜、赤芍各9克，桃仁12克，红花6克，大黄3克，蝉衣6克，仙鹤草20克，桔梗10克，白蒺藜6克，牡丹皮9克，5剂。

2011年8月5日，六诊

喉咙干，大便正常，出汗变匀，腿上潮，晚上起夜3次。

舌脉：左脉弦，右脉缓滑；舌下红，舌苔腻。

内服方：茯苓12克，生姜30克，姜半夏10克，苏叶9克，厚朴9克，枳壳10克，桃仁12克，红花6克，大黄3

克，仙鹤草 20 克，桔梗 10 克，白蒺藜 9 克，牡丹皮 10 克，蝉衣 6 克，4 剂。

2011 年 8 月 10 日，七诊

喉咙略干，大便略干，饮食、睡眠好，晚上可能起来一两次。腰部以上出汗挺好。

舌脉：左脉缓，右脉弦细；舌下红，舌尖红，苔腻。

内服方：姜半夏 10 克，枳壳 10 克，茯苓 12 克，生姜 30 克，桃仁 12 克，红花 6 克，大黄 3 克，蝉衣 6 克，仙鹤草 20 克，桔梗 10 克，白蒺藜 30 克，丹皮 9 克，陈皮 10 克，代赭石 18 克，苏叶 10 克，厚朴 9 克，3 剂。

2011 年 8 月 13 日，八诊

自觉咽部有异物，而且有火。饮食、睡眠佳，晚上起夜一次。大便正常，出汗仍然上身多，腿上也出汗了。

舌脉：左关弦，右关缓；舌下瘀热，舌苔薄白。

内服方：牡丹皮 10 克，生栀子 9 克，柴胡 9 克，生姜 9 克，甘草 9 克，薄荷 3 克，生白术、茯苓、当归、赤芍各 12 克，荆芥 6 克，防风 6 克，仙鹤草 20 克，僵蚕 6 克，白蒺藜 24 克，蝉衣 6 克，桔梗 6 克，3 剂。

2011 年 8 月 16 日，九诊

咽干，仍有异物感，牙龈出血，睡觉多梦。精神佳，晚上起夜一次。大便黏，腿上潮。

舌脉：左关细，右关滑；舌下瘀热。

内服方：炒酸枣仁 24 克，生栀子 9 克，生大黄 3 克，僵蚕 12 克，蝉蜕 6 克，白蒺藜 20 克，巴戟天 6 克，柴胡 10 克，

3 剂。

2011 年 8 月 19 日，十诊

咽干，有异物感。大便黏减轻，牙龈出血，睡眠不太好，晚上有时起夜。精神还行，身体下部出汗少。左关细，右脉滑；舌下瘀热，舌苔薄腻。

内服方：连翘 30 克，生大黄 3 克，僵蚕 12 克，黄柏 9 克，砂仁 10 克，蝉蜕 6 克，白蒺藜 30 克，巴戟天 6 克，炒酸枣仁 20 克，生栀子 9 克，柴胡 18 克，降香 12 克，7 剂。

2011 年 8 月 26 日，十一诊

咽干及异物感消失，腹痛，最近有些腹泻，感觉有火。

舌脉：左关弦，右关滑；舌苔薄腻，舌下深红。

内服方：桂枝 10 克，茵陈 30 克，茯苓、猪苓、桂枝、炒白术、泽泻各 12 克。3 剂。

2011 年 8 月 29 日，十二诊

大便每天两次，偏黏稀，小便多，运动就出汗，睡眠尚可。

舌脉：左脉细，右脉弱；舌下略红，舌苔薄，舌质略瘀。

内服方：桂枝 9 克，枳实 10 克，当归 18 克，赤芍 20 克，川芎 12 克，茯苓 15 克，泽泻 12 克，生白术 18 克，牡丹皮 18 克，延胡索 6 克，炮山甲 3 克，4 剂。

2011 年 9 月 3 日，十三诊

咽不干，精神可，容易出汗。

舌脉：左关弦，右关缓；舌下红，舌质胖，舌苔薄腻。

内服方：桂枝 9 克，当归 18 克，赤芍 30 克，川芎 12 克，茯苓 15 克，泽泻 12 克，延胡索 6 克，炮山甲 5 克，柴胡 6 克，枳壳 6 克，生白术 18 克，牡丹皮 18 克，甘草 6 克，8 剂。

2011 年 9 月 11 日，十四诊

近期因工作压力大，睡眠不好，皮损有新出现。

舌脉：左关细弦，右关滑；舌红，略暗。

内服方：麻黄 10 克，白芍 10 克，白花蛇舌草 20 克，当归 18 克，赤芍 20 克，川芎 12 克，茯苓 15 克，泽泻 12 克，生白术 18 克，牡丹皮 18 克，延胡索 6 克，炮山甲 5 克，柴胡 6 克，枳壳 10 克，甘草 6 克，5 剂。

2011 年 9 月 16 日，十五诊

皮损无新发，身体上部容易出汗，下部偏冷，有一点儿火，不明显。精神、睡眠好。

舌脉：左脉弦，右关滑；舌苔薄腻，舌边齿痕，舌下深红。

内服方：桂枝 60 克，生姜 30 克，桃仁 12 克，当归、白芍、川芎、熟地黄各 10 克，牡丹皮 12 克，茯苓 12 克，赤芍 12 克，川牛膝 12 克，炮山甲 3 克，6 剂。

2011 年 9 月 22 日，十六诊

咽痛，大便偏干。睡眠、出汗均可。

舌脉：左关弦，右关弱；舌下红，舌苔薄腻。

内服方：桂枝 30 克，桃仁 12 克，赤芍 12 克，当归、白芍、川芎、熟地黄各 9 克，牡丹皮 2 克，茯苓 12 克，川牛膝 12 克，炮山甲 5 克，山豆根 12 克，白花蛇舌草 20 克，7 剂。

2011 年 10 月 9 日，十七诊

皮损减少，头上不少。咽痛减轻。出汗尚可，一活动就出汗。

舌脉：左关弦，右关滑；舌苔薄燥，舌下瘀热。

内服方：生麻黄 10 克，桂枝 10 克，龙骨 30 克，生地黄 12 克，荆芥、蝉衣各 6 克，乳香、没药各 5 克，白蒺藜、当归各 15 克，白芍、丹参各 12 克，生石膏 30 克，大黄 2 克，苦参 6 克，赤芍 12 克，土茯苓 15 克，防风 6 克，何首乌 12 克，炮甲珠、鳖甲、鸡内金、龟甲各 5 克，牡蛎 30 克，石决明 30 克，5 剂。

2011 年 10 月 15 日，十八诊

皮肤湿润，有几块大点儿的皮损明显变好；大便变好，身体明显冷。

舌脉：左关弦，右关滑；舌红，舌下瘀。

内服方：生麻黄 10 克，桂枝 10 克，荆芥 6 克，牡蛎 30 克，石决明 30 克，乳香、没药各 3 克，白蒺藜、当归各 15 克，白芍、丹参各 12 克，生石膏 30 克，大黄 2 克，苦参 6 克，土茯苓 15 克，防风 6 克，何首乌 12 克，沙参 15 克，淫羊藿 30 克，旱莲草 20 克，牡丹皮 9 克，蝉衣 6 克，炮甲珠 3 克，鳖甲 5 克，僵蚕 6 克，鸡内金 5 克，仙茅 10 克，麦冬 15 克，赤芍 9 克，龟甲 5 克，女贞子 30 克，龙骨 30 克，生地黄 12 克，5 剂。

2011 年 10 月 21 日，十九诊

身上不热，精神好，睡眠质量可，但梦多。大便每天一次。出汗可以，腿上潮。小腿部皮损变薄。饮食佳。

舌脉：左脉弦，右脉滑；舌下深红，舌质红。

内服方：生麻黄 10 克，荆芥 6 克，沙参 15 克，淫羊藿 30 克，旱莲草 30 克，龟甲 5 克，女贞子 30 克，生栀子 3 克，连翘 18 克，玄明粉 1 克，薄荷 6 克，当归 15 克，牡丹皮 9 克，蝉衣 6 克，炮甲珠 3 克，鳖甲 5 克，僵蚕 6 克，鸡内金 5 克，仙茅 10 克，麦冬 15 克，赤芍 9 克，川芎 9 克，石膏 30 克，滑石 9 克，桔梗 9 克，苦参 6 克，黄芩 9 克，防风 6 克，白茅根 18 克，大黄 2 克，甘草 3 克，5 剂。

2011 年 10 月 26 日，二十诊

整体皮肤都干，臀沟部皮肤干明显。大便不适。

舌脉：左关弦，右关细；舌下暗，瘀热。

内服方：生麻黄 10 克，桂枝 10 克，荆芥 6 克，玄明粉 1 克，薄荷 6 克，生白术 6 克，生栀子 3 克，连翘 18 克，当归 15 克，川芎 9 克，生地黄 24 克，生山药 12 克，石膏 30 克，滑石 9 克，桔梗 9 克，大黄 2 克，苦参 6 克，黄芩 9 克，赤芍 12 克，防风 6 克，丹参 100 克，山萸肉 12 克，茯苓 9 克，泽泻 9 克，牡丹皮 9 克，甘草 6 克，3 剂。

2011 年 10 月 29 日，二十一诊

睡眠好，皮肤仍干。

舌脉：左脉细，右脉缓；舌下淡暗、瘀斑，舌苔薄白，舌体胖。

内服方：麻黄 10 克，芍药 10 克，丹参 30 克，制附子 20 克，肉桂 3 克，5 剂。

2011 年 11 月 5 日，二十二诊

身体还是冷。

舌脉：左关弦，右关滑；舌苔薄，舌下红，有瘀热。

内服方：桂枝 60 克，生麻黄 10 克，牡丹皮 12 克，茯苓 12 克，桃仁 12 克，赤芍 12 克，附子 15 克，生白术 12 克，生姜、茯苓各 18 克，生栀子 3 克，连翘 18 克，荆芥 6 克，玄明粉 1 克，薄荷 6 克，当归 15 克，川芎 9 克，石膏 30 克，滑石 9 克，桔梗 9 克，苦参 6 克，黄芩 9 克，防风 6 克，丹参 240 克，大黄 2 克，甘草 6 克，5 剂。

2011 年 11 月 10 日，二十三诊

身体变暖。

舌脉：左关弦，右关滑；舌下淡，红热，舌苔薄腻。

内服方：生麻黄 10 克，荆芥 10 克，牡丹皮 12 克，茯苓 12 克，桂枝 60 克，桃仁 12 克，赤芍 12 克，附子 15 克，生白术 12 克，生姜、茯苓各 18 克，生栀子 3 克，连翘 18 克，玄明粉 1 克，薄荷 6 克，当归 15 克，川芎 9 克，石膏 30 克，滑石 9 克，桔梗 9 克，大黄 2 克，苦参 6 克，黄芩 9 克，防风 6 克，丹参 360 克，僵蚕 12 克，青蒿 6 克，鳖甲 5 克，甘草 3 克，5 剂。

2011 年 11 月 15 日，二十四诊

身体不冷，全身可以出汗。嗓子不难受了，觉得好多了。

舌脉：左脉细，右脉滑；舌下瘀斑减轻，舌苔薄腻。

内服方：生麻黄 6 克，生白术 12 克，生姜、茯苓、赤芍各 18 克，苦参 6 克，黄芩 9 克，生栀子 3 克，连翘 18 克，荆芥 6 克，玄明粉 1 克，薄荷 6 克，当归 15 克，川芎 9 克，石

膏 30 克，滑石 9 克，桔梗 9 克，大黄 2 克，甘草 3 克，防风 6 克，麦冬 20 克，姜半夏 18 克，丹参 30 克，10 剂。

2011 年 11 月 26 日，二十五诊

皮损减，大便可，无腹部不适。

舌脉：左关弦，右关滑；舌质淡红，瘀斑不明显，舌苔薄。

内服方：附子 20 克，生白术 12 克，生姜、茯苓、赤芍各 18 克，麦冬 30 克，丹参 42 克，7 剂。

2011 年 12 月 3 日，二十六诊

精神不如上周。休息不太好，饮食尚可，出汗，胳膊、腿上潮，身上的皮损比原来薄了。

舌脉：左关细缓，右关弦滑，舌淡，舌下瘀大减，纹理差。

内服方：麻黄 6 克，细辛 3 克，附子 10 克，生白术 12 克，生姜、茯苓、赤芍各 18 克，煅磁石 30 克，黄连 6 克，麦冬 30 克，丹参 50 克，5 剂。

2011 年 12 月 10 日，二十七诊

精神不佳，睡眠少，犯困。饮食佳，大便正常。

内服方：桂枝 10 克，柴胡 6 克，生姜 9 克，甘草 9 克，薄荷 2 克，生白术、茯苓、当归、赤芍各 10 克，丹参 50 克，7 剂。

外洗方：麻黄 20 克，生地黄 30 克，牡丹皮 12 克，桂枝 90 克，桃仁 12 克，甘草 30 克，赤芍 12 克。

201 年 12 月 17 日，二十八诊

精神尚可，喝药有点胃不舒服。

脉象：左关细，右关滑。

内服方：桂枝 9 克，木香 6 克，连翘 50 克，焦山楂 15 克，茯苓 12 克，焦神曲 15 克，砂仁 6 克，莱菔子 12 克，陈皮 12 克，姜半夏 12 克，鬼箭羽 9 克，6 剂。

2011 年 12 月 24 日，二十九诊

精神尚可，多梦，鼻子不通。吃饭好，大便不太通畅，每日出汗 3~4 次。

舌脉：左关细弦，右关细缓，舌苔薄，舌下淡瘀。

内服方：木香 18 克，连翘 30 克，焦山楂 15 克，茯苓 12 克，焦神曲 15 克，砂仁 6 克，莱菔子 12 克，陈皮 12 克，姜半夏 12 克，鬼箭羽 9 克，炮甲珠 2 克，6 剂。

外洗方：生地黄 30 克，牡丹皮 12 克，桂枝 90 克，桃仁 12 克，甘草 30 克，赤芍 12 克，7 剂。

2011 年 12 月 31 日，三十诊

全身出汗可，大便正常。

舌脉：左关弦，右关缓；舌苔薄腻，舌下淡。

内服方：麻黄 6 克，桂枝 6 克，木香 18 克，连翘 30 克，焦山楂 15 克，茯苓 12 克，焦神曲 15 克，砂仁 6 克，莱菔子 12 克，陈皮 12 克，附子 3 克，细辛 3 克，鬼箭羽 9 克，炮甲珠 2 克，7 剂。

2012 年 1 月 6 日，三十一诊

出汗尚可，饮食可，无腹部不适。

舌脉：左关细，右关细缓；舌苔薄，舌红有瘀点。

内服方：木香 18 克，连翘 30 克，焦山楂 15 克，茯苓 12 克，焦神曲 15 克，砂仁 6 克，莱菔子 12 克，陈皮 12 克，姜半夏 12 克，鬼箭羽 9 克，炮甲珠 2 克，夏枯草 12 克，桃仁 6 克，红花 6 克，7 剂。

2012 年 1 月 14 日，三十二诊

精神、饮食正常，出汗尚可，全身都能出汗。

舌脉：左关脉细弦，右脉缓。舌苔薄腻，舌下淡红，略瘀。

内服方：姜半夏 60 克，木香 18 克，连翘 30 克，焦山楂 15 克，茯苓 12 克，焦神曲 15 克，砂仁 6 克，莱菔子 12 克，陈皮 12 克，鬼箭羽 9 克，炮甲珠 2 克，夏枯草 12 克，牡丹皮 15 克，7 剂。

2012 年 1 月 21 日，三十三诊

睡眠可，大便干，出汗比以前好些。

舌脉：左关细，右关缓；舌苔薄腻，舌下红，瘀点。

内服方：桂枝 9 克，姜半夏 10 克，柴胡 6 克，生姜 9 克，甘草 9 克，薄荷 2 克，生白术、茯苓、当归、赤芍各 10 克，木香 6 克，连翘 30 克，焦山楂 15 克，焦神曲 15 克，砂仁 6 克，莱菔子 12 克，陈皮 12 克，炮甲珠 2 克，牡丹皮 15 克，7 剂。

2012 年 1 月 28 日，三十四诊

精神可，容易困，睡眠佳，大便每日 1～2 次，偏干，出汗多。

舌脉：左关弦，右关缓；舌苔薄，舌下瘀热。

内服方：生白术、茯苓、当归、赤芍各 10 克，柴胡 6 克，生姜 9 克，甘草 9 克，薄荷 2 克，木香 6 克，连翘 30 克，焦山楂 15 克，焦神曲 15 克，砂仁 6 克，莱菔子 12 克，陈皮 12 克，姜半夏 12 克，牡丹皮 15 克，生麻黄 3 克，大黄 2 克，7 剂。

2012 年 2 月 5 日，三十五诊

精神尚可，睡眠好，身体下部出汗偏少，大便每日 2～3 次。

舌脉：左关弦，右关细；舌下瘀。

内服方：陈皮 12 克，姜半夏 12 克，茯苓、猪苓、桂枝、炒白术、泽泻各 12 克，木香 6 克，连翘 30 克，焦山楂 15 克，焦神曲 15 克，砂仁 6 克，莱菔子 12 克，炮甲珠 3 克，牡丹皮 15 克，生麻黄 3 克，大黄 2 克，7 剂。

2012 年 2 月 14 日，三十六诊

出汗不多，睡眠可，大小便可。

舌脉：左关弦，右关细滑；舌苔薄，舌下瘀。

内服方：茯苓、猪苓、桂枝、炒白术、泽泻各 12 克，附子 15 克，生白术 12 克，生姜、赤芍各 18 克，炮甲珠 3 克，牡丹皮 30 克，12 剂。

2012 年 2 月 26 日，三十七诊

精神、饮食可，入睡快，一活动就出汗。

舌脉：左关细，右关滑；舌苔薄腻，舌下略暗。

内服方：生姜 20 克，赤芍 10 克，茯苓、猪苓、桂枝、炒白术、泽泻各 10 克，附子 20 克，生白术 12 克，炮甲珠 3 克，

牡丹皮 30 克，覆盆子 15 克，丹参 30 克，10 剂。

2012 年 3 月 8 日，三十八诊

精神可，大便稀，出汗可。

舌脉：左关弦，右关滑；舌苔黄腻，舌下瘀。

内服方：麻黄 10 克，芍药 10 克，柴胡 18 克，干姜 12 克，桂枝 18 克，瓜蒌 20 克，黄芩 18 克，牡蛎 12 克，炮甲珠 3 克，牡丹皮 30 克，覆盆子 15 克，丹参 30 克，甘草 10 克，10 剂。

2012 年 3 月 17 日，三十九诊

精神可，睡眠可，吃饭好，大便每日一次，出汗上多下少，口干，小便多。

舌脉：左关弦，右关滑；舌下淡，瘀，舌苔薄腻。

内服方：桂枝 10 克，茯苓、猪苓、桂枝、炒白术、泽泻各 10 克，乌梅 30 克，土茯苓 30 克，炮甲珠 3 克，牡丹皮 30 克，覆盆子 15 克，丹参 30 克，10 剂。

2012 年 3 月 27 日，四十诊

精神尚可，多梦，大便有点儿干，出汗可。

舌脉：左关弦，右关缓；舌苔薄腻，舌下淡红，略瘀。

内服方：茯苓、猪苓、桂枝、炒白术、泽泻各 12 克，玄明粉 3 克，大黄 3 克，甘草 6 克，桃仁 9 克，丹参 30 克，黄柏 9 克，乌梅 30 克，土茯苓 30 克，10 剂。

（二）汪某，男，70 岁，病史 50 年。

2011 年 6 月 10 日，初诊

患者在外院反复治疗，主要是用清热凉血法，一次比一次

加重，全身有皮损，下肢弥漫成片，肥厚。静脉曲张严重。小腿和腰后左侧大片肥厚。手脚冰凉，饮食可，精神可，出汗少，偶尔便秘。

舌脉：左关细弱，右脉缓；舌淡，舌下淡暗。

内服方：生黄芪 60 克，桂枝 9 克，苍术 9 克，黄柏 9 克，怀牛膝 12 克，生薏苡仁 15 克，石斛 60 克，连翘 30 克，莪术 6 克，7 剂。

2011 年 6 月 17 日，二诊

胸略有出汗，小腿不出汗。精神好，吃饭好。

舌脉：左脉细弦，右脉缓弱；舌苔薄腻，舌下淡瘀。

内服方：生黄芪 90 克，桂枝 10 克，苍术 9 克，黄柏 9 克，怀牛膝 12 克，生薏苡仁 15 克，石斛 60 克，连翘 30 克，莪术 6 克，远志 12 克，7 剂。

2011 年 6 月 24 日，三诊

皮损减退，略痒，身上能出点儿汗。

舌脉：左关细弦，右脉缓滑；舌苔白腻，舌下暗，略瘀。

内服方：生黄芪 90 克，桂枝 15 克，苍术 15 克，黄柏 9 克，怀牛膝 12 克，生薏苡仁 15 克，石斛 90 克，连翘 30 克，牡丹皮 15 克，炮甲珠 5 克，焦山楂 30 克，7 剂。

2011 年 7 月 1 日，四诊

舌脉：左脉细弦，右脉缓滑；舌下淡瘀，舌上有涎。

内服方：生黄芪 120 克，桂枝 15 克，苍术 15 克，黄柏 9 克，怀牛膝 12 克，生薏苡仁 15 克，石斛 120 克，连翘 30 克，牡丹皮 15 克，炮甲珠 5 克，焦山楂 30 克，姜半夏 12 克，

7 剂。

2011 年 7 月 8 日，五诊

皮损略有减少，身上有点儿痒。大便每日一次，身体上部出汗多、下部少。

舌脉：左脉细，右脉缓；舌苔白腻，舌下淡暗。

内服方：生黄芪 100 克，桂枝 15 克，苍术 15 克，黄柏 9 克，怀牛膝 12 克，生薏苡仁 15 克，石斛 120 克，连翘 30 克，牡丹皮 15 克，炮甲珠 5 克，焦山楂 30 克，姜半夏 12 克，7 剂，温酒送服。

2011 年 7 月 15 日，六诊

感冒，发烧 38℃，便秘。

舌脉：左脉弦，右脉细；舌质暗，苔白厚腻，舌下暗瘀。

内服方：生黄芪 100 克，桂枝 15 克，苍术 15 克，黄柏 9 克，怀牛膝 12 克，生薏苡仁 15 克，石斛 120 克，连翘 30 克，牡丹皮 15 克，炮甲珠 5 克，焦山楂 30 克，姜半夏 12 克，7 剂，温酒送服。

2011 年 7 月 25 日，七诊

皮损有所减少，鳞屑最厚的地方在臀部和腰部。

舌脉：左脉细弦，右脉缓。

内服方：生黄芪 100 克，桂枝 15 克，苍术 15 克，怀牛膝 12 克，生薏苡仁 15 克，石斛 120 克，连翘 30 克，炮甲珠 5 克，焦山楂 30 克，姜半夏 12 克，7 剂，温酒送服。

2011 年 8 月 5 日，八诊

舌下淡暗，舌苔薄白。

内服方：黄芪 10 克，苍术、厚朴、甘草各 6 克，陈皮 12 克，茯苓、猪苓、桂枝、炒白术、泽泻各 12 克，7 剂。

2011 年 8 月 15 日，九诊

舌脉：左关浮滑有力，右脉细滑。舌苔白，舌下暗瘀。

内服方：川芎 15 克，丹皮 12 克，赤芍 15 克，连翘 30 克，炒山楂 15 克，神曲 15 克，柴胡 18 克，黄芩 9 克，姜半夏 12 克，桃仁 15 克，茯苓 15 克，7 剂。

2011 年 8 月 22 日，十诊

目前全身皮损明显变薄。大便两天一次，需用开塞露。身上冷，经常寒战。

舌脉：左关细，右关缓；舌下暗，舌苔薄。

内服方：川芎 15 克，赤芍 12 克，丹皮 12 克，当归 30 克，丹参 30 克，桃仁 18 克，红花 6 克，生地 30 克，沙参 30 克，麦冬 30 克，姜半夏 15 克，黄芩 12 克，黄连 6 克，黄柏 12 克，白花蛇舌草 30 克，7 剂。

2011 年 9 月 1 日，十一诊

皮损继续减少，全身痒。精神好，饮食好，大便两天一次。

舌脉：左脉弦，关滑，右脉缓弱；舌下淡红略暗，舌苔白腻。

内服方：川芎 15 克，赤芍 12 克，丹皮 12 克，当归 30 克，丹参 30 克，桃仁 24 克，红花 6 克，生地黄 50 克，沙参 30 克，麦冬 30 克，黄芩 12 克，黄连 6 克，制附子 3 克，黄柏 12 克，白花蛇舌草 30 克，苦参 15 克，白蒺藜 15 克，7 剂。

2011 年 9 月 10 日，十二诊

皮损少，咽干，大便两天一次。饮食、睡眠尚可，精神好。不出汗，身上痒。

舌脉：左关细，右脉浮滑；舌淡，舌下暗，舌苔白，舌上有斑。

内服方：桂枝 10 克，茯苓、陈皮、炒白术、党参、姜半夏、甘草各 12 克，山豆根 9 克，射干 9 克，石斛 60 克，鸡血藤 30 克，甘草 10 克，7 剂。

2011 年 9 月 20 日，十三诊

皮损继续减少，小腿出汗，大便每日一次。咽部不痛，咳嗽症状轻。皮损处脱落碎末状皮屑，比原来减少。精神可，饮食、睡眠正常。深夜有点痒。

舌脉：左脉细滑，右脉缓；舌质淡暗，舌苔白。

内服方：桂枝 15 克，川芎 10 克，茯苓、陈皮、炒白术、党参、姜半夏、甘草各 12 克，石斛 60 克，鸡血藤 30 克，7 剂。

2011 年 9 月 30 日，十四诊

舌脉：左关细弦，右关缓滑；舌苔薄腻，舌质淡。

内服方：川芎 15 克，茯苓、陈皮、炒白术、党参、姜半夏各 12 克，石斛 60 克，鸡血藤 30 克，桃仁 18 克，甘草 10 克，7 剂。

2011 年 10 月 8 日，十五诊

舌脉：左关细弦，右关洪滑；舌苔薄腻，舌下淡暗红。

内服方：桂枝 30 克，赤芍 12 克，枳壳 10 克，茯苓、陈皮、炒白术、党参、姜半夏、甘草各 12 克，桃仁 18 克，牡丹皮 12 克，石斛 60 克，鸡血藤 30 克，7 剂。

2011 年 10 月 15 日，十六诊

舌脉：左关细，右关缓有力；舌苔白，舌下淡暗。

内服方：桂枝 30 克，赤芍 12 克，枳壳 15 克，茯苓、陈皮、炒白术、党参、姜半夏、甘草各 12 克，桃仁 12 克，牡丹皮 12 克，石斛 120 克，鸡血藤 30 克，生大黄 1 克，7 剂。

2011 年 10 月 22 日，十七诊

皮损少，精神可，饮食好，大便两天一次。

舌脉：舌苔薄，左侧略厚，舌下淡，略瘀。

内服方：桂枝 30 克，赤芍 12 克，川芎 15 克，茯苓、陈皮、炒白术、党参、姜半夏、甘草各 12 克，石斛 150 克，鸡血藤 30 克，桃仁 30 克，牡丹皮 12 克，生大黄 1 克，玄明粉 2 克，柴胡 6 克，7 剂。

2011 年 10 月 29 日，十八诊

大便好，精神好，身上不冷，身上少量出汗。

舌象：舌下深红，略瘀。

内服方：桂枝 90 克，赤芍 12 克，川芎 15 克，茯苓、陈皮、炒白术、党参、姜半夏、甘草各 12 克，石斛 15 克，鸡血藤 30 克，桃仁 50 克，牡丹皮 12 克，生大黄 1 克，玄明粉 2 克，柴胡 6 克，7 剂。

2011 年 11 月 10 日，十九诊

舌脉：左关细弦，右关细缓；舌下暗、瘀，苔薄白。

内服方：桂枝 30 克，赤芍 12 克，茯苓、陈皮、炒白术、

党参、姜半夏、甘草各 12 克，石斛 15 克，鸡血藤 30 克，桃仁 50 克，牡丹皮 12 克，生大黄 1 克，玄明粉 2 克，柴胡 6 克，丹参 50 克，7 剂，酒温服。

2011 年 11 月 18 日，二十诊

舌脉：左脉细缓，右脉缓；舌苔白腻，偏左侧，舌下淡，略瘀。

内服方：桂枝 90 克，赤芍 12 克，枳壳 15 克，茯苓、陈皮、炒白术、党参、姜半夏、甘草各 12 克，石斛 150 克，鸡血藤 50 克，桃仁 50 克，牡丹皮 12 克，生大黄 1 克，玄明粉 2 克，柴胡 9 克，丹参 50 克，7 剂。

2011 年 11 月 25 日，二十一诊

皮肤好，小腿不出汗，原先做过静脉曲张手术。

舌脉：左脉细弦，右关缓滑有力；舌苔薄白，舌下淡，略凝。

内服方：桂枝 90 克，赤芍 12 克，枳壳 15 克，茯苓、陈皮、炒白术、党参、姜半夏、甘草各 12 克，石斛 15 克，鸡血藤 50 克，桃仁 50 克，牡丹皮 12 克，生大黄 1 克，玄明粉 2 克，柴胡 9 克，丹参 50 克，莱菔子 12 克，焦山楂 12 克，7 剂。

2011 年 12 月 2 日，二十二诊

发烧 37.8℃，没有用药。

舌脉：左关浮缓，右脉细弦；舌下淡、略瘀，舌苔略白。

内服方：桂枝 90 克，赤芍 12 克，枳壳 15 克，茯苓、陈皮、炒白术、党参、姜半夏、甘草各 12 克，石斛 15 克，鸡血

藤 50 克，桃仁 50 克，牡丹皮 12 克，生大黄 1 克，玄明粉 2克，柴胡 9 克，丹参 80 克，莱菔子 12 克，焦山楂 12 克，7 剂。

2011 年 12 月 19 日，二十三诊

精神好，睡眠、饮食都好，大便正常。出汗正常。

舌脉：左关细弦，右关缓；舌苔薄黄腻，舌下淡瘀。

内服方：桂枝 90 克，赤芍 12 克，枳壳 15 克，茯苓、陈皮、炒白术、党参、姜半夏、甘草各 12 克，石斛 150 克，鸡血藤 50 克，桃仁 50 克，牡丹皮 12 克，生大黄 1 克，玄明粉 2克，柴胡 9 克，丹参 80 克，莱菔子 12 克，焦山楂 12 克，鬼箭羽 9 克，7 剂。

2011 年 12 月 26 日，二十四诊

上腹不适，头上有新出现的皮损。

舌脉：左关细弦，右关缓；舌苔薄白，舌下淡，略瘀。

内服方：桂枝 15 克，柴胡 12 克，郁金 6 克，首乌藤 24克，牡蛎 30 克，厚朴 6 克，合欢皮 15 克，苍术 6 克，乌药 9克，香附 6 克，石菖蒲 6 克，延胡索 9 克，合欢花 12 克，甘草 9 克，7 剂。

2012 年 1 月 5 日，二十五诊

睡眠不足，大便干。

舌脉：舌苔白，舌下淡、略暗。

内服方：桂枝 15 克，柴胡 12 克，郁金 6 克，首乌藤 24克，牡蛎 30 克，厚朴 6 克，合欢皮 15 克，苍术 6 克，乌药 9克，香附 6 克，石菖蒲 6 克，延胡索 9 克，合欢花 12 克，当

归 120 克，柏子仁 30 克，枳壳 15 克，7 剂。

2012 年 1 月 22 日，二十六诊

情绪不好，精神可，皮损增多。大便正常，饮食好，睡眠正常。出汗不正常，范围小，量少。皮损干燥，裂口。

舌脉：左关细弦，右关细缓；舌苔白，舌下淡。

内服方：生麻黄 6 克，附子 3 克，细辛 3 克，桂枝 6 克，柴胡 6 克，生姜 9 克，薄荷 2 克，生白术、茯苓、当归、赤芍各 12 克，合欢花 30 克，菖蒲 9 克，远志 9 克，甘草 9 克，7 剂。

外洗方：夜交藤 90 克，黄精 30 克，黄芪 30 克，白及 3 克，甘草 60 克，生麻黄 9 克，7 剂，泡完后立即抹油。

2012 年 1 月 30 日，二十七诊

精神、吃饭、睡觉、大便、出汗都稍好。

舌脉：左关细弦，右关细缓；舌苔薄白，舌下变淡，略瘀。

内服方：桂枝 9 克，柴胡 6 克，生姜 9 克，薄荷 2 克，生白术、茯苓、当归、赤芍各 12 克，合欢花 30 克，菖蒲 9 克，生麻黄 3 克，附子 3 克，细辛 3 克，香附 3 克，甘草 6 克，7 剂。

药浴方：艾叶 20 克，夜交藤 90 克，黄芪 30 克，白及 3 克，甘草 60 克，生麻黄 9 克，7 剂，泡完后立即抹皮肤保护剂。

2012 年 2 月 8 日，二十八诊

皮损有所减少，出汗挺好，睡眠、饮食、大便均好，精神

好转。

舌脉：左关浮，右关细滑；苔黄白腻，舌下淡略瘀。

内服方：桂枝 9 克，柴胡 6 克，生姜 9 克，薄荷 2 克，生白术、茯苓、当归、赤芍各 12 克，合欢花 30 克，菖蒲 9 克，生麻黄 3 克，附子 3 克，细辛 3 克，香附 3 克，生龙骨 15 克，牡蛎 24 克，甘草 6 克，7 剂。

药浴方：艾叶 20 克，夜交藤 90 克，黄芪 30 克，白及 3 克，甘草 60 克，生麻黄 9 克，芒硝 15 克，7 剂，泡完后立即抹皮肤保护剂。

2012 年 2 月 14 日，二十九诊

舌脉：左关细弦，右关细缓；舌苔厚、白、略燥，舌下淡，略瘀。

内服方：桂枝 9 克，枳壳 9 克，柴胡 6 克，生姜 9 克，薄荷 2 克，生白术、茯苓、当归、赤芍各 12 克，合欢花 30 克，菖蒲 9 克，生麻黄 3 克，附子 3 克，细辛 3 克，香附 3 克，生龙骨 15 克，牡蛎 24 克，炮甲珠 3 克，甘草 6 克，7 剂。

药浴方：艾叶 20 克，夜交藤 90 克，黄芪 30 克，白及 3 克，甘草 60 克，生麻黄 9 克，芒硝 15 克，7 剂，泡完后立即抹皮肤保护剂。

2012 年 2 月 21 日，三十诊

舌脉：左关细弦，右关缓有力；舌质暗瘀，舌苔薄白，略燥。

内服方：桂枝 9 克，生麻黄 3 克，附子 3 克，细辛 3 克，柴胡 6 克，生姜 9 克，甘草 9 克，薄荷 2 克，生白术、茯苓、

当归、赤芍各 12 克，合欢花 30 克，菖蒲 9 克，香附 3 克，生龙骨 15 克，牡蛎 24 克，牡丹皮 12 克，延胡索 6 克，大黄 1克，7 剂。

药浴方：艾叶 20 克，夜交藤 90 克，黄芪 30 克，白及 3克，甘草 60 克，生麻黄 9 克，芒硝 15 克，7 剂，泡完后立即抹皮肤保护剂。

2012 年 3 月 1 日，三十一诊

皮损减少，精神、饮食、睡眠好，大、小便正常。上身出汗多，脚背不出汗，脚掌出汗。

舌脉：左关弦，右关缓滑；苔白略腻，舌下深红略暗。

内服方：桂枝 9 克，柴胡 6 克，生姜 9 克，薄荷 2 克，生白术、茯苓、当归、赤芍各 12 克，炮甲珠 3 克，合欢花 30克，菖蒲 9 克，生麻黄 3 克，附子 3 克，细辛 3 克，香附 3克，生龙骨 15 克，牡蛎 24 克，牡丹皮 12 克，延胡索 6 克，大黄 1 克，生薏苡仁 24 克，藿香 3 克，甘草 6 克，7 剂。

药浴方：艾叶 20 克，蜂房 15 克，夜交藤 90 克，黄精 30克，黄芪 30 克，白及 3 克，甘草 60 克，生麻黄 9 克，芒硝 15克，7 剂，泡完后立即抹皮肤保护剂。

2012 年 3 月 10 日，三十二诊

皮损没增加。

舌脉：舌下淡略瘀，苔薄白腻；左关细弦，右关滑有力。

内服方：桂枝 9 克，生麻黄 3 克，附子 3 克，细辛 3 克，柴胡 6 克，生姜 9 克，薄荷 2 克，生白术、茯苓、当归、赤芍各 12 克，合欢花 30 克，菖蒲 9 克，炮甲珠 3 克，香附 3 克，

生龙骨15克，牡蛎24克，牡丹皮12克，延胡索6克，大黄1克，生薏苡仁24克，藿香3克，干姜3克，五味子10克，甘草6克，7剂。

2012年3月19日，三十三诊

痰比以前利，记忆力变差。

舌脉：舌下深红，舌苔白腻；左关细弦，右脉紧。

内服方：桂枝9克，柴胡6克，生姜9克，薄荷2克，生白术、茯苓、当归、赤芍各12克，生麻黄3克，附子3克，细辛3克，炮甲珠3克，合欢花30克，菖蒲9克，香附3克，生龙骨15克，牡蛎24克，牡丹皮12克，延胡索6克，大黄1克，生薏苡仁24克，藿香3克，干姜3克，五味子10克，炒神曲10克，甘草6克，7剂。

2012年3月28日，三十四诊

皮损继续减少，大便正常，出汗相对减少，症状较前减轻。

舌脉：左关缓，右关弦紧；苔黄白厚腻，舌下淡，略瘀。

内服方：桂枝9克，生麻黄3克，附子3克，细辛3克，柴胡6克，生姜9克，薄荷2克，生白术、茯苓、当归、赤芍各12克，合欢花30克，菖蒲9克，香附3克，生龙骨15克，牡蛎24克，牡丹皮12克，延胡索6克，大黄3克，生薏苡仁45克，藿香3克，干姜3克，五味子10克，炒神曲10克，甘草6克，7剂。

2012年4月10日，三十五诊

皮损尚好。

舌脉：左关细滑，右关缓滑有力；苔根腻，舌下略瘀。

内服方：桂枝9克，生麻黄3克，附子3克，细辛3克，柴胡6克，生姜9克，薄荷2克，生白术、茯苓、当归、赤芍各12克，合欢花30克，菖蒲9克，香附3克，生龙骨15克，牡蛎24克，牡丹皮12克，延胡索6克，大黄1克，生薏苡仁45克，藿香3克，干姜3克，五味子12克，炒神曲10克，川牛膝12克，甘草6克，7剂。

2012年4月19日，三十六诊

出汗多，睡眠好，大小便好。

舌脉：左关细弦，右关缓有力；舌苔薄白，舌下淡，略瘀。

内服方：附子15克，干姜15克，生白术12克，生姜、茯苓、赤芍各18克，合欢花30克，生麻黄2克，红花3克，7剂。

2012年4月28日，三十七诊

皮损继续减少，精神可。

舌脉：左关细缓，右关浮缓；舌苔薄白腻，舌下略暗。

内服方：附子15克，干姜10克，生白术12克，生姜、茯苓、赤芍各18克，合欢花30克，生麻黄2克，红花3克，川牛膝12克，7剂。

2012年5月7日，三十八诊

皮损可，最近上腹部不适，消化不良，大便两天一次，不干。皮损全无。

舌脉：左关细弦，右关细缓；舌苔薄白腻，舌下淡瘀。

内服方：桂枝 9 克，柴胡 6 克，生姜 9 克，薄荷 2 克，生白术、茯苓、当归、赤芍各 12 克，苍术 6 克，厚朴 6 克，陈皮 12 克，甘草 6 克，7 剂。

2012 年 5 月 18 日，三十九诊

皮损可，精神可。

舌脉：左关细缓，右关缓；舌苔薄腻，舌质略暗。

内服方：桂枝 9 克，柴胡 6 克，生姜 9 克，薄荷 2 克，生白术、茯苓、当归、赤芍各 12 克，苍术 6 克，厚朴 6 克，陈皮 12 克，火麻仁 30 克，大黄 1 克，甘草 6 克，7 剂。

2012 年 5 月 28 日，四十诊

全身出汗多，精神可，大小便均正常。

舌脉：左关细滑，右关缓滑有力；舌苔白腻，舌下淡，略瘀。

内服方：桂枝 9 克，枳壳 6 克，柴胡 6 克，生姜 9 克，薄荷 2 克，生白术、茯苓、当归、赤芍各 12 克，苍术 6 克，厚朴 6 克，陈皮 12 克，大黄 3 克，炮山甲 1 克，牛黄 1 克，水蛭 2 克，当归 50 克，川牛膝 12 克，甘草 6 克，7 剂。

2012 年 6 月 5 日，四十一诊

皮损少，出汗好，精神好，饮食好了许多。

舌脉：左关细弦，右关细滑有力。

内服方：生姜 10 克，苍术 6 克，陈皮 12 克，厚朴 6 克，鸡内金 6 克，枳壳 6 克，甘草 9 克，7 剂。

2012 年 6 月 15 日，四十二诊

皮损稳定，精神好。

舌脉：左关细弦，右关细缓滑；舌苔根腻，舌质淡。

内服方：生姜10克，苍术6克，陈皮12克，厚朴6克，鸡内金6克，枳壳6克，草果2克，甘草9克，7剂。

2012年6月25日，四十三诊

精神好。

舌脉：左关细弦，右关缓；舌苔白，略厚，舌下淡，略瘀。

内服方：生姜10克，苍术6克，陈皮12克，厚朴6克，鸡内金6克，枳壳6克，草果3克，甘草9克，7剂。

2012年7月10日，四十四诊

皮损薄，精神可。

舌脉：舌苔白略厚，舌质淡。

内服方：生姜10克，苍术6克，陈皮12克，厚朴6克，鸡内金6克，枳壳6克，草果3克，甘草9克，7剂。

2012年7月21日，四十五诊

皮损可，精神可，大小便正常。

舌脉：左关细弦，右关缓滑；舌苔白，苔根略腻。

内服方：桂枝9克，枳壳10克，厚朴10克，生大黄3克，火麻仁30克，当归30克，远志6克，甘草9克，7剂。

2012年8月2日，四十六诊

皮损稳定，精神可。

舌脉：左关细弦，右关缓有力；舌苔薄腻，舌下淡。

内服方：桂枝9克，枳壳10克，厚朴10克，生大黄3克，火麻仁60克，当归30克，远志6克，甘草9克，7剂。

至此，患者皮损基本消退，无再服药，只是在家服用松花粉等善后。

笔者按：患者为同事的父亲，病史久长，年纪大，反复治疗，越治越重。治疗开始，相约疗程为年，要想治，先看一两年再说。

经过较长时间的发烧，不料见效很快。笔者反复强调：在保证生命安全的前提下，才能放手让身体发烧。发烧期间，患者一直在本院住院治疗，有他女儿一直陪护，才使笔者的治疗方案得以实现，这里要感谢患者及其家属的信任和配合。

在治疗过程中，不仅银屑病获得了较好的效果，连患者本身的头晕、手脚发凉、静脉曲张、舌下瘀斑都明显得到了很好的改善。不仅治了病，更让患者整体健康得以提升，这让笔者甚感欣慰。

本例患者运用安全的药物口服、泡澡、外用，很快达到了皮损减轻和出汗变好、全身气血通畅的效果。

人是有个体差异的，每个人的体质不一样，用药必须讲究。该用大量药物的时候没用，与不该用大量药物的时候用了，都会对患者的机体造成损害，不可不慎。

还有一点强调的是，患者在外院运用其他口服和外用药物时来就诊，笔者要求停药满一月后再来接受温通法诊治。因为笔者认为很多药物是压制人体反应能力的，而笔者的治疗原则是鼓励人体的反应能力以正常的气血通畅方式来消除皮损。这是"换个方向"的治疗，如果不停药贸然给患者诊治，会出现越治皮损越重的情况，患者不会认为是停了原先的药物

"反跳"导致的，却会认为是医生的治疗有问题让皮损加重，所以接受温通法治疗之前，必须停药满一月，有的甚至更长时间，因为有的患者在外地用了激素和免疫制剂，会在体内停留半年以上。

（三）蒋某，女，36 岁，山东人，教师。

2011 年 3 月 20 日，初诊

自述农历十一月二十发烧，自服感冒药，后正月初五开始出现皮损。皮损最早出现在头颈部，后蔓延全身。患者精神压力较大，平时食欲尚可，但饮食不规律。平素怕冷，一般不出汗，大便略偏稀。月经一般提前 3 ~ 4 天，量多色深。

舌脉：左关细，右关缓，舌苔白腻，舌下淡。

患者平素怕冷且大便多偏稀，此为阳虚，阳虚者多气虚，固摄无力，故月经总是提前；患者又有瘀热，故月经量多色深。其根本在阳虚。方用温通药物，以扶助阳气。

内服方：麻黄 3 克，桂枝 3 克，生姜 3 克，附子 3 克，细辛 3 克，7 剂。

2011 年 3 月 27 日，二诊

患者自述还是怕冷，出汗也无变化。饮食、睡眠都好，大便偏稀。

舌脉：左关细，右关细弱，舌苔薄白腻。

大便偏干，说明阳气日渐恢复。

内服方：麻黄 3 克，桂枝 3 克，生姜 3 克，附子 3 克，甘草 3 克，3 剂。

2011 年 3 月 30 日，三诊

患者一年四季手脚冷，服药后怕冷较之前减轻，但她认为是天气暖和的缘故。因锻炼增加，出汗较之前好。

舌脉：左关细弦，右关细缓，舌苔薄白腻，舌下淡瘀。

加用温燥和疏肝理气药。

内服方：桂枝15克，姜半夏15克，柴胡6克，生姜9克，薄荷2克，生白术12克，茯苓12克，当归12克，赤芍12克，甘草10克，7剂。

2011年4月8日，四诊

患者皮损减少，身上暖和，睡眠也好。

舌脉：左关细弦，右关细缓滑，舌苔薄腻，舌下淡暗。

内服方：附子6克，川芎20克，薄荷2克，生白术12克，茯苓12克，柴胡6克，生姜9克，当归12克，赤芍12克，麻黄3克，细辛3克，甘草9克，7剂。

2011年4月15日，五诊

患者述服用方药后，颈部皮损治疗效果明显，四肢上不明显。自觉前胸的皮损明显淡了，只剩薄薄一层。手脚仍冰凉。左关细缓，右关细弦，舌苔薄腻，舌下淡，略瘀。

方用桂枝汤、小柴胡汤以和解少阳、调和营卫、活血散结、表固内通，则阳气内蒸而不骤泄。

内服方：桂枝12克，赤芍12克，生姜18克，大枣20克，柴胡48克，黄芩18克，姜半夏15克，党参18克，炮甲珠3克，甘草18克，20剂。

2011年5月8日，六诊

患者皮损继续减少，精神可，大小便可。

舌脉：左关细弦，右关缓，苔根略黄腻，舌下淡，略瘀。

方用桂枝汤、清暑益气汤，方药不详。以健脾除湿、活血散结为治法，服用 12 剂。

2011 年 5 月 22 日，七诊

患者精神、饮食、睡眠可，大便正常。四肢仍出汗少。不觉火，稍起溃疡。皮损现仅腿上有一些，其他地方几乎都没有了。

舌脉：左关细弦，右关细缓。舌下红略暗。

内服方：桂枝 10 克，生栀子 10 克，淡豆豉 10 克，炮甲珠 3 克，川牛膝 12 克，玄明粉 1 克，12 剂。

2011 年 6 月 6 日，八诊

精神、睡眠、饮食、二便均正常。仅腿上有极小极薄的皮损 2~3 处，腿上出汗不好。

舌脉：左关细弦，右关缓滑，舌尖微红，苔根厚腻，舌下淡红。

方用荆芥连翘汤加川牛膝，方药不详。以疏散在上在表之火热，并引热下行，12 剂。

2011 年 6 月 18 日，九诊

精神可，睡觉可，出汗尚好。

舌脉：左关细弦，右关细缓，舌淡略暗，苔根腻。

方用真武汤加生薏苡仁、川牛膝、藿香，以温阳利水、健脾除湿，并引热下行，服用 12 剂。

2011 年 7 月 8 日，十诊

精神好，睡觉好，大小便均可。

舌脉：左关细，右关细缓弱，舌苔薄，舌下淡，略瘀热。

内服方：桂枝 12 克，赤芍 12 克，生姜 12 克，大枣 10 克，小麦 30 克，柴胡 48 克，黄芩 18 克，姜半夏 15 克，党参 18 克，甘草 18 克，7 剂。

治疗 3 个月，不仅解决了患者的皮损问题，也解决了患者素体怕冷及其他的体质情况，方子灵活变化，但是万变不离其宗——"气血通畅"和"整体健康"。